Dorothy May

REIKI ARQUETÍPICO

CURA ESPIRITUAL, EMOCIONAL E FÍSICA

Tradução
EUCLIDES L. CALLONI

EDITORA PENSAMENTO
São Paulo

Título do original: *Archetypal Reiki.*

Publicado pela primeira vez em 2000 pela Journey Editions, uma marca da Periplus Editions (HK) Ltd., com escritório à 153 Milk Street, Boston, Massachusetts, 02109.

O primeiro número à esquerda indica a edição, ou reedição, desta obra. A primeira dezena à direita indica o ano em que esta edição, ou reedição, foi publicada.

Edição	Ano
1-2-3-4-5-6-7-8-9-10	01-02-03-04-05-06-07

Direitos de tradução para o Brasil
adquiridos com exclusividade pela
EDITORA PENSAMENTO-CULTRIX LTDA.
Rua Dr. Mário Vicente, 368 – 04270-000 – São Paulo, SP
Fone: 272-1399 – Fax: 272-4770
E-mail: pensamento@cultrix.com.br
http://www.pensamento-cultrix.com.br
que se reserva a propriedade literária desta tradução.

Impresso em nossas oficinas gráficas.

Dedico este livro ao Dr. Carl Jung, pai do arquétipo, ao Dr. Mikao Usui, criador do Reiki, e aos muitos Mestres, Professores e Guias de Reiki que me acompanham desde o início. Agora e para sempre. Dedico todo o meu ser e o meu trabalho ao Espírito da Energia de Cura que flui em cada um de nós.

De todo coração, agradeço
à Dra. Kathleen W. FitzGerald e a Laura Adams, Mestras-Professoras de Reiki, a energia amorosa aplicada em ler e comentar o meu manuscrito original. Sou grata também pelas ilustrações pintadas a dedo!
a Steven May, Mary Wolf e a Katherine Bristow, pelo seu trabalho artístico de grande originalidade e inspiração.
a Chris Carlsen, da Creative Source, pela criação da brochura original do Reiki Arquetípico.
a Cyndi Chekel, Steven May, Janet Mroczek, Adrienne Pearlman e Kathy Sweeney, por seu estímulo sempre contagiante.
ao The Chicago Mentor Group, pela Magia de Amor.
a Hal Bennett e Susan Sparrow, pela disponibilidade.
a Jan Johnson, pelas decisões inteligentes.

É necessária uma visão comum para criar um filho.
É necessária uma visão comum para escrever um livro.
Agradeço às Vozes do passado, à Visão do futuro e à Sabedoria do presente.

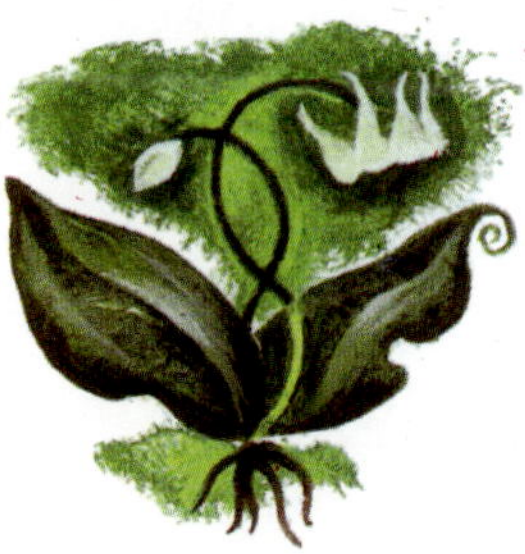

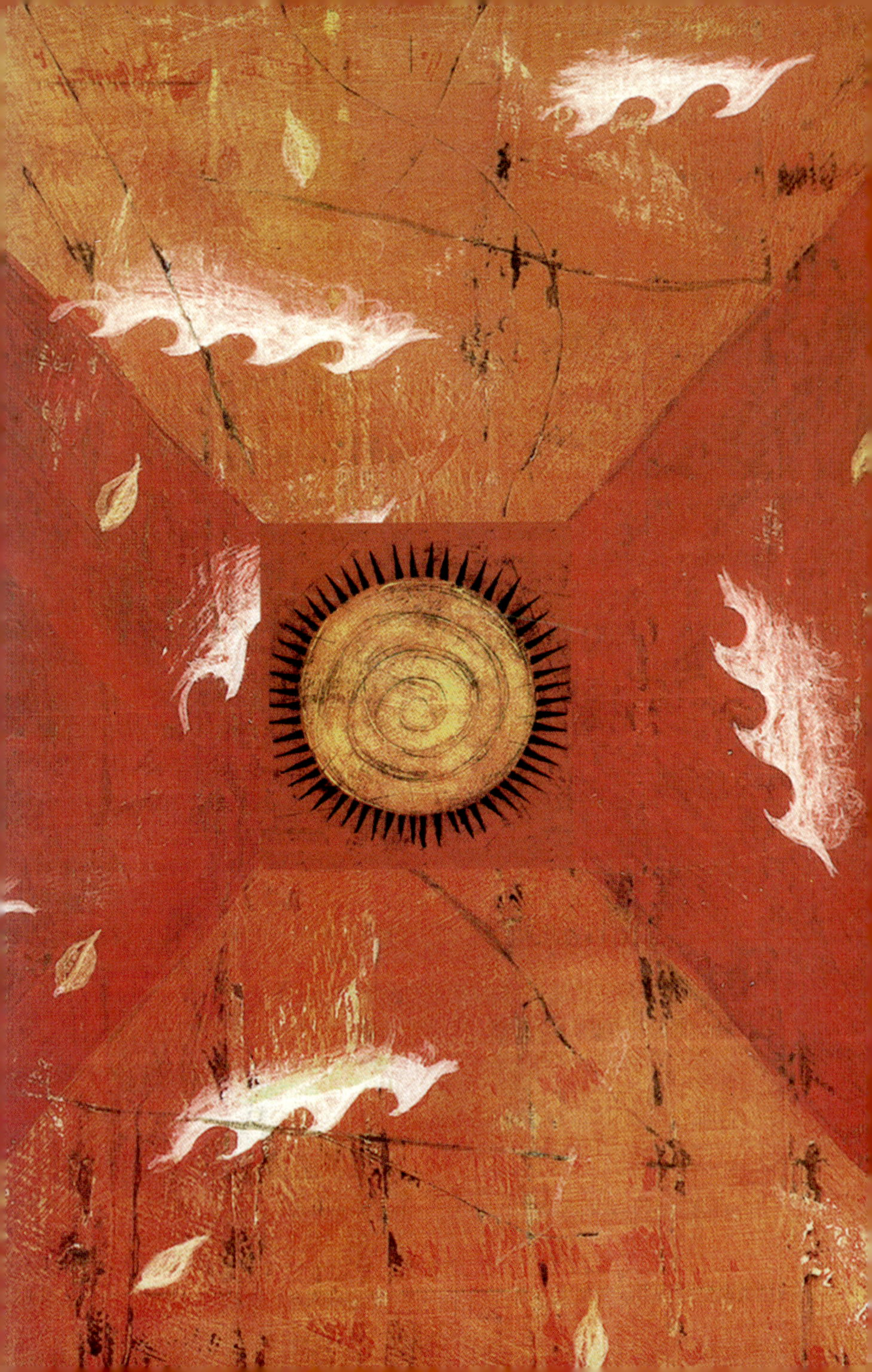

SUMÁRIO

Este livro está organizado para ser lido do início ao fim; por isso, é recomendável fazer a primeira leitura de acordo com esse princípio. Não se sinta impedido, porém, de consultar apenas partes dele, segundo as orientações do seu saber interior.

ADVERTÊNCIA:
Menciono nestas páginas os nomes japoneses dos símbolos do Reiki, sem representá-los graficamente. Os símbolos não são secretos, mas são sagrados, e só produzirão eficácia se a pessoa for iniciada. Para tornar-se praticante de Reiki é necessária a apropriada cerimônia de sintonização realizada por um Mestre-Professor de Reiki, ele próprio iniciado por um Mestre-Professor. O sistema de Cartas do Reiki Arquetípico não substitui a sintonização do Reiki tradicional nem o tratamento por meio da energia Reiki.

Em si e por si mesmo, o Reiki Arquetípico é um caminho espiritual e um complemento à prática espiritual seguida pelo praticante. Este material deve ser usado com reverência e máximo respeito pelo Espírito de Cura, que honra todas as tradições.

No manuseio do baralho, a "posição correta" corresponde à posição "para cima" da figura. A identificação da carta (o número e o nome) ficará sempre à esquerda do consulente.

Precisamos aprender a oferecer ao mundo um modo de ver as coisas que respeite tanto o desejo do ego, de se tornar santo, quanto o verdadeiro prazer da alma, de se tornar realmente humana.

– Jacqueline Small

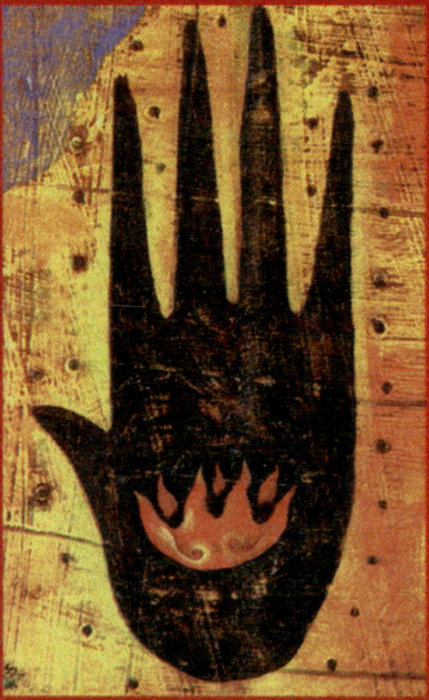

INTRODUÇÃO – A Cura pelo Reiki e as Cartas do Reiki Arquetípico

O sistema de cura que conhecemos como Reiki foi redescoberto no início do século XX por um homem nascido no Japão, de grande sabedoria e virtude, Mikao Usui. Determinado a conhecer os métodos de cura de Jesus, de Buda e de outros grandes curadores, o Dr. Usui pesquisou em todas as escrituras conhecidas – cristãs, japonesas e chinesas – para descobrir como a cura acontecia. Ele estudou as antigas fórmulas e símbolos do Tibete e encontrou uma técnica de cura em sânscrito. Nem ele, porém, nem nenhuma outra pessoa conseguia realizar concretamente as curas descritas por esse procedimento.

No início do século XX, ele se dirigiu ao Templo Kuriyama, no monte sagrado Kuriyama, em Quioto, Japão, em busca de respostas espirituais. Ali permaneceu durante vinte e um dias, isolado de tudo e de todos. Para medir o tempo, jogava fora uma pedrinha por dia, das vinte e uma que deixara previamente à mão. Durante esse período, Usui leu sutras, cantou, meditou e jejuou. Mas nada acontecia, apesar de sua profunda fé.

Como geralmente acontece, sua perseverança só foi recompensada na manhã do último dia. Ele viu uma luz ofuscante projetando-se na sua direção. Essa bola de luz aumentava de tamanho à medida que dele se aproximava, e ele pensou que seria atingido e morreria. Em vez disso, a luz penetrou no meio de sua testa e o levou ao despertar espiritual. Alguns dizem que ele viu bolhas nas cores azul, branco e púrpura e que nelas estavam quatro símbolos sânscritos reluzentes de ouro. Ao alcançar a iluminação, Mikao Usui se sentiu cheio de força e energia. Ainda enquanto descia da montanha, ele realizou três curas, o que consolidou sua fé nos símbolos sagrados que recebera.

O Dr. Usui dirigiu-se então a uma favela de Quioto e começou a curar as pessoas, mas logo descobriu que, depois de restabelecidas, muitas delas simplesmente retomavam a vida anterior e recaíam em sua antiga "doença". Com base nessa e em outras experiências, ele desenvolveu dois preceitos fundamentais do Reiki: Para que haja cura, em primeiro lugar deve haver uma troca de energia, isto é, a cura precisa ter um certo valor para quem a recebe. Segundo, é preciso que haja uma mudança de consciência; quer dizer, o beneficiário da cura precisa "inalar" a energia de cura e estar subconscientemente disposto a ser mudado por ela.

Quando voltou a Tóquio, Usui criou um sistema de cura baseado em antigas práticas energéticas taoístas muito usadas naquele tempo. Seu sistema, conhecido como *Usui Shiki Ryoho* (Sistema de Cura Natural Usui), aproveitava os pontos da acupressura e consistia em colocar as mãos sobre cada chakra para liberar bloqueios de energia no receptor. Como *Reiki* é uma palavra de sentido geral no Japão, usada para muitos tipos de tratamento e de trabalhos espirituais, o método de cura natural de Usui se firmou como *Reiki Usui*. Na iniciação ao Reiki Usui, os símbolos, os procedimentos e a energia de cura são transmitidos de professor a aluno numa cerimônia de sintonização secreta e sagrada.

A palavra *Reiki* é composta de dois caracteres japoneses: *rei*, que significa espírito de Deus, e *ki*, energia vital. *Rei* significa também a essência de Tudo o Que É, e inclui tudo o que existe no universo, vivente e não vivente. É a energia universal dirigida pelo poder espiritual. *Rei* é o Espírito transcendental que chamamos de Deus; é o campo de inteligência pura, criadora, que produz toda matéria, toda existência. É essa Energia Universal que flui pelas nossas mãos em forma concentrada quando aplicamos as mãos num tratamento. *Ki* é a consciência do corpo humano, a Energia da Força de Vida. Em várias culturas, essa energia é conhecida como *prana, mana, élan vital* ou *ka.* É preciso que haja um fluxo livre de ki para todas as partes do corpo-mente-alma para que a pessoa seja totalmente saudável.

O Reiki se baseia numa antiga lei natural que define a doença como uma condição de desequilíbrio ou desarmonia na nossa relação com o nosso ego e com o Universo. O Reiki reúne a Energia Divina do Universo e a Energia vital do corpo, criando uma força poderosa que flui pelos meridianos, ou rios de energia, para as mãos. Num tratamento de Reiki, o praticante passa energia curativa ao receptor traçando uma série de símbolos japoneses e tibetanos sobre o corpo completamente vestido e influenciando o campo de energia vibratória que o envolve. Esse campo eletromagnético mantém grudados no corpo, na mente e no espírito todos os pensamentos e sentimentos negativos. O Reiki age como um "detonador", liberando um fluxo acelerado de energia; assim, a energia negativa sobe à superfície e é eliminada.

O Reiki fortalece a capacidade natural do corpo de curar a si mesmo. Durante o tratamento, respiramos tranqüilamente, regularmente, naturalmente. Com a respiração mais fácil, solta e rítmica, nosso ki também flui mais livre. Equilibrando o corpo, o Reiki distende as áreas rígidas e possibilita o fluxo da energia natural pelo corpo, pela mente e pelo espírito do receptor. Se sentimos muito frio, ele nos aquece. Se estamos muito quentes, ele nos refresca. O Reiki nos devolve a plenitude.

O TRATAMENTO DO REIKI E AS CARTAS DO REIKI ARQUETÍPICO

Cheguei à criação do Reiki Arquetípico e das Cartas de Cura do Reiki estudando o Reiki e duas outras grandes tradições: a psicologia arquetípica de Carl Jung e o antigo sistema divinatório do Tarô, situando-as dentro do contexto básico, nativo, do xintoísmo japonês. Descobri que a combinação desses sistemas cria um recurso de cura novo e eficaz para a transformação pessoal e espiritual. Como o Tarô, as cartas de Reiki contêm muitas camadas de significado. Mantenha uma atitude de principiante ao trabalhar com elas; você se deparará com novos níveis de sabedoria.

Arquétipos são padrões universais de energia, muito semelhantes aos nossos padrões de DNA. Há arquétipos, ou formas de energia, para todas as características e comportamentos humanos. Por exemplo, a Mona Lisa é o arquétipo da mulher enigmática. Uma mulher particularmente complicada de nossas relações concretizaria esse arquétipo. Outro arquétipo é o amor. O modo específico como gosto das pessoas ou dos animais com os quais convivo é a forma de expressão desse padrão. Os arquétipos mudam e se desenvolvem à medida que crescemos e nos desenvolvemos. Por exemplo, a oração é uma forma de energia arquetípica. Meu modo particular de rezar foi mudando à medida que passei da infância à idade adulta.

Os arquétipos operam na psique como o facilitador da união de opostos: positivo e negativo, trevas e luz. O crescimento acontece na resolução da tensão entre forças opostas. O Reiki arquetípico nos ajuda a resolver e solucionar a tensão que está em nós, simbolizada pelos arquétipos encontrados nas Cartas de Cura e no modo como as manuseamos. À medida que fazemos o trabalho psicológico, emocional e espiritual das cartas, curamos nosso inconsciente.

São vinte e oito as Cartas do Reiki Arquetípico, todas com nomes derivados da tradição do Reiki, de práticas xintoístas e de disciplinas espirituais de caráter geral. Cada carta representa um arquétipo importante para o nosso trabalho de cura e está carregada com a energia Reiki.

As vinte e oito cartas se dividem em quatro grupos de sete. Cada grupo constitui um ciclo, um pequeno caminho de crescimento espiritual.

Ciclo I: O INÍCIO DO DESPERTAR ATRAVÉS DOS SÍMBOLOS

O acesso à energia na tradição do Reiki é feito por meio do sistema de símbolos esboçado no Ciclo I. Cada símbolo é um mantra em si mesmo (uma fórmula sagrada usada para invocar a Divindade) que representa várias formas de iluminação e tem sua própria força de cura. Cada símbolo é completo em si e por si mesmo, mas, perfazendo o ciclo como um exercício espiritual, passamos da ação de acender a Luz e de abraçar o nosso ego sombrio para a plenitude do espírito.

Ciclo II: O CAMINHO PARA A SUA VERDADE

Cada carta deste ciclo representa um atributo muito desejado no trabalho espiritual. Autenticidade e disciplina emocional são condições prévias para os valores espirituais de desejo claro e intenção pura. Ancorados na nossa espiritualidade e abertos à revelação divina, aprendemos a confiar no Universo e a transcender nossas imperfeições humanas – pelo menos em boa parte do tempo. Se trilharmos esse caminho, aos poucos teremos condições de abandonar as mentiras e de encontrar nossa verdade à transcendência em todos os aspectos da nossa vida.

Ciclo III: PASSAGEM À INICIAÇÃO

As cartas no Ciclo III nos mostram diferentes pontos de poder nesta terra e o que eles representam em termos espirituais. Começamos com a disposição de passar por um portão espiritual e de realizar o necessário ritual de purificação no qual despimos as "vestes mundanas" para entrar em sintonia com a Energia de Cura do Reiki. Assumimos o controle sobre o nosso ego, o nosso eu mundano, e demonstramos reverência e respeito por todos os seres do Universo. Desse modo, nos aproximamos cada vez mais da sabedoria a que aspiramos. A realização do terceiro ciclo do desenvolvimento espiritual consolida o nosso envolvimento com o "Santuário da Alma", onde entramos em contato com a nossa alma pessoal ao término desta etapa da viagem.

Ciclo IV: PELO CAMINHO DOS CHAKRAS ATÉ A ENERGIA PLENA

O sistema de chakras da Índia é muito semelhante ao sistema endócrino do Ocidente. Praticamente, todo trabalho de cura é realizado sobre os sete chakras principais distribuídos ao longo do eixo central do corpo, fazendo-se a imposição das mãos diretamente sobre o corpo ou sobre a aura, ligeiramente acima do corpo. No trabalho com as Cartas do Reiki Arquetípico, servimo-nos desses vórtices (centros) de energia rodopiantes, com formato de cone, para, por meio das cartas, induzir estados de consciência (percepção) diferentes ou alterados. Começamos com o chakra-raiz, na base da espinha, que nos dá energia física. Daí, subindo, vamos para a criatividade e a sexualidade, no nível do chakra do baço. Na seqüência, recebemos energia do chakra do plexo solar. Quando chegamos no nível do chakra do coração, permutamos amor com o Universo e com as pessoas. Depois de conhecer o amor, prosseguimos para os níveis superiores da espiritualidade, da comunicação aberta com o divino, compreendemos o objetivo da vida e, finalmente, alcançamos a unicidade com Tudo o Que Existe.

Para entrar em contato com o poder dos chakras, meditamos sobre a carta de cada chakra, a seguinte baseando-se na anterior à medida que percorremos esse ciclo de energia. Os chakras formam o nosso sistema perceptivo básico, a lente através da qual vemos o mundo. Chakras equilibrados produzem vitalidade e saúde plenas.

Ao longo deste livro, você encontrará sugestões de como trabalhar com as cartas. Depois de começar a sentir a força do Reiki Arquetípico, sem dúvida você chegará a seus próprios métodos para manuseá-las.

Quando tiramos uma carta e vemos a figura, deparamo-nos tanto com o lado escuro quanto com o lado iluminado do arquétipo representado pela carta (ou de nós mesmos). Por exemplo, se tirar a carta Intenção e Propósito, você estará trabalhando com os dois pólos desse arquétipo. Um dos pólos do desejo e da intenção será pureza e clareza (intenção pura/propósito claro); o pólo oposto será má vontade e casualidade, ou falta de propósito. Se, ao ser tirada, a carta estiver na posição correta, "de pé", ela estará mostrando que você tem intenção pura, mas sua cabeça está nas nuvens, o que significa que você precisa construir bases mais firmes. Se a carta estiver invertida, você precisará trabalhar para resolver a questão da má vontade. À medida que nos aprofundamos em cada arquétipo e na respectiva energia, integramos ambos os extremos na nossa psique, nos equilibramos e nos tornamos plenos.

É importante lembrar que a cura é um processo contínuo. No mundo material, pensamos na cura como uma recuperação do corpo físico, acreditamos que a doença tem origem no corpo físico e no mundo material. Nessa visão, cura significaria uma volta do corpo físico à sua saúde original. No mundo metafísico, a causa de todas as doenças, do desconforto e das enfermidades é espiritual, uma desarmonia, uma fragmentação da nossa natureza espiritual. Um retorno à unicidade, à sagrada saúde, não significa necessariamente saúde física, embora isso certamente possa ocorrer.

Tenhamos presente o conceito do holograma: Uma carta ou qualquer número de cartas tirado "ao acaso" nos dará informações sobre o todo, porque tudo está interligado e é interdependente.

No trabalho com as Cartas do Reiki Arquetípico, observe as mãos no seu movimento de aproximação ou afastamento de uma carta ou de algumas cartas em particular. Os chakras das mãos são centros vitais de energia psíquica e expressões espontâneas da nossa mente inconsciente. Observe as sensações de temperatura, de repelões ou puxões magnéticos da mão com relação a uma carta específica, de formigamento, de pequenos choques elétricos e de alfinetadas, ou o aparecimento de pequenas bolhas na pele. À medida que continuar o trabalho com o Reiki Arquetípico, você poderá inclusive sentir uma pulsação profunda e rítmica do ki no seu corpo ou ter percepções intuitivas profundas relacionadas com a condição ou situação sua ou de outra pessoa. Com essas experiências, você saberá que está em contato com a energia criadora do universo.

UM – Preparação

Ao realizar um trabalho de cura, é importante ficar em silêncio para poder ouvir a voz da intuição. Quando estamos agitados, é a voz do ego que ecoa nos nossos ouvidos. O trabalho de cura também precisa de um espaço sagrado, que pode ser uma sala especial, um canto num quarto ou um ponto preferido ao ar livre. Veja o que é melhor para você. Crie um espaço sagrado também dentro de si mesmo.

COMO CRIAR UM ESPAÇO SAGRADO

DEDIQUE O ESPAÇO. Dedicar o espaço significa que, com toda a reverência, declaramos nossa intenção de separar esse espaço de outros e de consagrá-lo para este trabalho específico. Um modo simples de dedicar o espaço é dizer em voz alta, "Eu [seu nome] dedico a mim e este espaço ao trabalho que precisa ser feito."

RESERVE TEMPO. Interrupções quebram o ciclo da energia. Ao realizar seu trabalho com as Cartas de Reiki, tome providências para que nada interrompa a sua atividade – reserve um período de tempo desde cinco minutos até três horas, dependendo do que vai fazer.

PREPARE UM ALTAR. O altar é um recurso importante para concentrar-se e formar base. Pode ser algo muito simples, como uma mesa, uma pedra grande e plana ou um lugar no chão. Coloque sobre o altar coisas que tenham um sentido ou valor especial para você. Podem ser objetos que você tenha guardado ou que lhe tenham sido presenteados por uma pessoa querida. Organize-os como melhor lhe aprouver. São apropriados objetos como os seguintes (e muitos outros): velas, quadros, estátuas, pedras, penas, cartas, óleos essenciais, um pêndulo em particular e algum material de leitura ou de escrita do seu gosto.

REALIZE UM RITUAL. Os rituais consolidam uma disciplina espiritual. Uma oração pode ser um ritual ou parte de um ritual. Rituais são cerimônias momentâneas que ajudam a mente consciente a relaxar e a mente inconsciente a vir à tona. Eles podem ser tão simples quanto acender uma vela ou tocar um pequeno sino. O objetivo dos rituais é chamar a sua atenção ao que você pretende fazer aqui e manter a mente focalizada no trabalho espiritual a ser feito.

FAÇA UMA INVOCAÇÃO. Faça uma prece ou uma invocação no início da sessão. Use as palavras, de preferência ditas em voz alta, para invocar o seu Deus, seus espíritos-guias ou a ajuda espiritual que lhe for necessária.

EXPRESSE UMA INTENÇÃO. Expresse sua intenção, se possível em voz alta, pedindo o que você quer que aconteça. Peça no tempo presente, como se o pedido já tivesse sido atendido. Por exemplo, "Quero ter abundância na minha vida. Há [tempo] suficiente para fazer tudo o que eu quero fazer. Há [amor] suficiente para ser tudo o que eu quero ser."

ESCOLHA SEUS RECURSOS. Antes de entrar no seu espaço sagrado, escolha o recurso ou os recursos espirituais que você precisará para sua intenção e desejo. Um recurso espiritual pode ser, por exemplo, uma rápida oração, a leitura de uma carta, uma reflexão feita por escrito ou uma leitura espiritual, ou alguma outra coisa que o ajude a se comunicar com o divino.

TERMINE sua sessão de cura com uma oração de agradecimento por tudo o que recebeu.

BÊNÇÃO DAS CARTAS

Ao usar um baralho de cartas ou outro recurso espiritual pela primeira vez, reserve algum tempo para consagrá-lo ou abençoá-lo a fim de que ele absorva a sua energia e a energia dos espíritos que estão ao seu redor. Coloque o baralho fechado sobre o altar. Faça uma oração especial de bênção, como: "Deus amado, Espíritos-Guias queridos, dedico a mim e estas cartas ao Seu trabalho. Peço suas bênçãos e sua ajuda enquanto faço o trabalho que estou para fazer. Fiquem sempre comigo e façam com que somente energia positiva circule ao redor destas cartas. Amém. Assim seja."

Abra então o baralho e manuseie todas as cartas, uma a uma, para que sua energia pessoal se misture com a delas. Ao fazer isso, alimente apenas pensamentos positivos e expresse a intenção de ser sempre uma força para o "bem".

COMO EMBARALHAR AS CARTAS

A menos que o método específico que você está adotando diga o contrário, embaralhe as Cartas de Cura do Reiki do modo que achar intuitivamente correto. Vire metade das cartas às avessas, "de cabeça para baixo", para que, ao serem tiradas, algumas fiquem invertidas e outras fiquem "de pé", na posição correta. Esta ação deliberada de dispor-se a olhar o lado oposto de um arquétipo, de uma característica ou de um princípio, é um ato de fé muito importante. Embaralhe as cartas novamente.

DOIS – Seis Idéias Voltadas para a Prática

As cartas do Reiki Arquetípico podem ser usadas de muitas maneiras. Este capítulo apresenta seis idéias para a prática: leituras diárias; leituras intuitivas; leituras que envolvem contato com o centro do seu ser, o tantien; leituras para invocar seus espíritos-guias; leituras como oráculo; e leituras como recurso de meditação. Faça experiências com cada uma dessas práticas e adote as que lhe parecerem mais apropriadas. Naturalmente, você também pode criar os seus próprios métodos. O céu é o limite.

> Temos de ir além de nossas práticas. Não é apenas a prática... que nos torna suaves e serenos...
> É a nossa disposição de experimentar, de chegar a Deus, que está além de velhos condicionamentos, além de tudo o que é antigo, além dos segundos que acabam de passar...
> O essencial é o coração que realiza a prática.
> – Stephen Levine

UM: PRÁTICA DIÁRIA

As cartas do Reiki Arquetípico podem ser usadas como uma prática diária por si só ou podem ser combinadas com outras técnicas. Há pessoas que "praticam" pela manhã, outras, à noite. O importante é praticar todos os dias, para que você possa envolver-se com o desenvolvimento de sua vivência espiritual.

SIGA AS INSTRUÇÕES GERAIS da fase de "Preparação" (página 17).

ABRA O BARALHO EM LEQUE, com a figura virada para baixo, e retire uma carta ao acaso.

PONHA A CARTA à sua frente, virada para baixo, e faça uma rápida prece de invocação.

PEÇA A SEUS GUIAS e mestres que estejam com você e inspirem seus pensamentos e sentimentos com relação a alguma questão específica, ou que simplesmente lhe dêem uma orientação geral para o dia. Você pode dizer, como faço freqüentemente: "Iluminem o meu caminho e dirijam os meus passos na busca da verdade."

MEDITE sobre a carta. Vire a carta e contemple-a, sem pensar. Da cabeça, passando pelo corpo, leve a atenção até aquele ponto calmo logo abaixo do umbigo, seu tantien. Estabilizado nesse ponto, medite sobre a carta durante o tempo que lhe for possível – desde uns poucos minutos até meia hora.

REGISTRE NUM DIÁRIO suas impressões a respeito da carta e a resposta que ela lhe sugerir.

LEIA OS ENSINAMENTOS apresentados na segunda metade deste livro. Observe que palavras lhe são imediatamente evidentes, que palavras parecem falar à sua essência mais profunda. Vá além do significado concreto, literal, das palavras – penetre no espírito das palavras e no espaço entre as palavras onde o Espírito se move. Se quiser ir ainda mais fundo, faça a meditação sugerida.

REGISTRE NO DIÁRIO NOVAMENTE. Você encontrará uma resposta clara. Se uma resposta não for clara, significa que ainda não chegou o momento de tratar desse assunto ou situação específica ou que você precisa fazer um trabalho interior mais intenso sobre ele.

DOIS: LEITURAS INTUITIVAS

A intuição é um aliado poderoso no trabalho com o Reiki Arquetípico; ela nos desperta para a tarefa específica a ser realizada e nos oferece uma orientação inestimável para a mesma.

A intuição é o nosso sistema de conhecimento interno. Ela nos chega como uma voz delicada, suave, proveniente do fundo do nosso ser, e sempre se manifesta tendo em vista o melhor para nós; muitas de suas mensagens, porém, podem intrigar-nos e desviar-nos de um caminho que achávamos que devíamos seguir. Uma informação intuitiva nunca é enganosa. Se queremos participar conscientemente da evolução da nossa alma, precisamos acreditar que nossa intuição é uma forma de comunicação espiritual de nossa essência mais profunda. Se confiarmos na nossa intuição, ela nos orientará para o recurso espiritual certo no momento certo. Mas, de nossa parte, precisamos realizar as práticas rotineiras e cansativas diariamente, sistematicamente.

O USO DA INTUIÇÃO NO TRABALHO COM AS CARTAS DO REIKI ARQUETÍPICO

Quando você quiser ouvir a voz da intuição através das Cartas de Cura do Reiki,

SIGA AS INSTRUÇÕES GERAIS da fase de "Preparação" (página 17).

EMBARALHE AS CARTAS. Elabore sua pergunta de forma cuidadosa e específica. "Minha Querida Intuição: Diga-me o que fazer sobre ____" ou "Qual é o objetivo de _____ na minha vida hoje?" Para uma resposta mais geral, você poderia perguntar: "O que a minha intuição tem a dizer hoje?"

TIRE DUAS CARTAS. Coloque-as viradas para baixo, a primeira à esquerda, a segunda à direita. A carta à esquerda dará uma resposta geral; a que está à direita dará uma resposta mais específica.

MEDITE. Registre no diário. Leia os ensinamentos. Registre novamente. Sua resposta estará clara. Se for preciso mais clareza, peça que lhe seja dada. Um simples "Preciso de mais clareza para esta questão, por favor", será suficiente.

AGRADEÇA à voz da sua intuição por manifestar-se hoje.

TRÊS: O REIKI ARQUETÍPICO E O TANTIEN

O tantien é um centro físico no corpo, logo acima do osso pélvico e aproximadamente quatro dedos abaixo do umbigo. É conhecido por vários nomes: ponto da calma, ponto único, centro, hara. Pense no sacro do corpo físico ou na região lombar, logo abaixo das cinco vértebras. Aí se localiza o tantien.

Esse ponto não tem tamanho nem posição definidos, embora possamos visualizá-lo de algumas maneiras. O tantien muda de posição, deslocando-se para baixo, sempre que o tronco dobra para a frente ou para trás, e é capaz de expansão ou contração infinitas. Ele é como o ponto mais baixo num redemoinho impetuoso. O tantien age como uma estrela em miniatura, irradiando ki para fora ou afunilando-o para dentro de todas as direções. Concentrando-nos nesse ponto, liberamos todo o *stress* do corpo e da mente. O corpo fica leve e flutuante, livre de tensões ou restrições desnecessárias. Leve o peso de cada parte do corpo a se assentar naturalmente em seu ponto mais baixo. A gravidade procura naturalmente a parte mais baixa de qualquer objeto, sem precisar da nossa ajuda. A energia vital está na barriga, não no coração ou na cabeça. Antes de fazer o exercício a seguir, tire três cartas do baralho. Coloque-as à sua frente viradas para cima e olhe para elas com cuidado. Peça para sentir a energia do seu tantien e ouvir a mensagem que ele lhe envia. Então, faça este exercício:

O EXERCÍCIO pode ser feito sentado ou de pé. Mantenha a coluna reta e as pernas firmes (ou os pés bem assentados no chão) enquanto respira profundamente pelo diafragma.

FAÇA UM TRIÂNGULO INVERTIDO com as mãos e posicione-o logo acima da linha pélvica, com os dedos indicadores tocando-se na base e os polegares, no ápice. Esse é o ponto central ou tantien. Desse ponto flui a respiração do ki, e nele o ki pode ser armazenado ou, a partir dele, movimentado através do corpo e do ambiente.

FECHE OS OLHOS e respire lenta e profundamente. Respire pelo abdômen. Visualize o tantien. Faça com que o alento entre no seu corpo pelo tantien, num fluxo dourado. Feita uma inspiração profunda, segure o alento por um momento e, em seguida, libere-o, visualizando o fluxo dourado.

AFIRME silenciosamente, sentindo: "Estou completamente calmo e em paz. Respiro pelo tantien e repouso no coração do Universo."

AO TERMINAR, contemple as três cartas novamente; tome seu diário do Reiki Arquetípico e escreva sobre sua experiência.

QUATRO: TRABALHO COM OS ESPÍRITOS-GUIAS

Consta da tradição do Reiki que algumas pessoas que viviam no Tibete antes do Budismo, no tempo da religião Bon, eram muito evoluídas espiritualmente e podiam prever o futuro. Elas previram as nossas necessidades e criaram um padrão de energia que seria usado para nos ajudar nos tempos atuais. Esse padrão de energia é o Reiki do Dr. Usui. Uma compreensão do mundo do espírito é essencial para o Reiki. Quando estamos sintonizados com a energia do Reiki, todo o exército de guias, professores e mestres de Reiki se põe à nossa disposição. Nós os invocamos sempre que aplicamos um tratamento de Reiki. Eles nunca nos decepcionam nem jamais nos abandonarão. Como praticantes de Reiki, podemos também ter um ou dois guias pessoais e específicos, nossos próprios curadores de Reiki interiores; esses também aparecerão para nos ajudar nesse trabalho sagrado.

Eis um bom método para invocar seus espíritos-guias no seu trabalho com as Cartas do Reiki Arquetípico:

SIGA AS INSTRUÇÕES da fase de "Preparação" (página 17).

INVOQUE seus espíritos-guias e visualize-os.

PARA VER que carta você precisa para seu assunto atual, embaralhe as cartas e tire cinco, dispondo-as conforme o padrão seguinte, sempre com todas viradas para baixo:

Coloque a primeira carta numa fileira isolada.
Coloque a segunda carta numa nova fileira, à esquerda.
Coloque a terceira carta no meio da mesma fileira.
Coloque a quarta carta à direita da mesma fileira.
Coloque a quinta carta numa terceira fileira.

A primeira carta representa a questão a ser tratada. A segunda é o espírito-guia do passado, a quem você recorreu para resolver esse assunto num passado recente. A terceira é o espírito-guia do presente, o que o está orientando sobre essa questão agora. A quarta carta é o espírito-guia do futuro, o espírito que passará a fazer parte da sua vida no futuro próximo para ajudá-lo nessa questão. A quinta carta é a lição a ser aprendida com a situação atual.

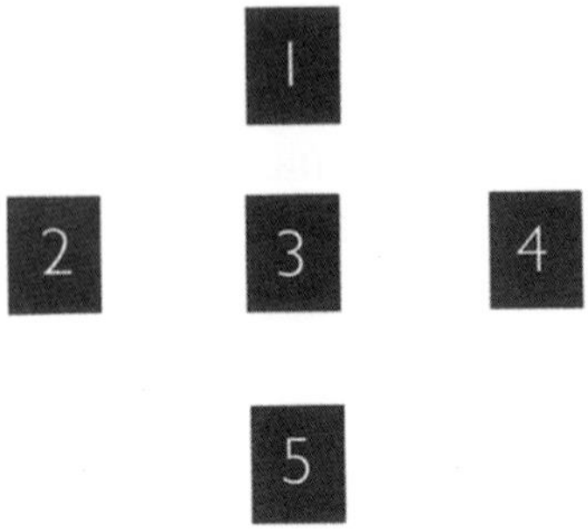

AO TERMINAR ESSA LEITURA, agradeça a seus espíritos-guias e lembre-se de recorrer a eles durante pelo menos uma semana, para que o ajudem a resolver a situação.

CINCO: TRABALHO COM ORÁCULOS: ESPÍRITOS-GUIAS ESPECIAIS

Os oráculos são outro tipo de espíritos-guias. As evidências sugerem que as pessoas têm consultado oráculos ao longo de toda a história humana. Eles são mensageiros de Deus e podem ser usados para receber orientação. Um oráculo sempre o levará ao seu objetivo mais elevado, e jamais interferirá no caminho de quem quer que seja.

Os oráculos geralmente nos chegam sob a forma de sinais ou símbolos. O Oráculo de Delfos é o mais conhecido, mas a numerologia, a astrologia, o I Ching, as Runas, as Cartas dos Anjos e o Reiki Arquetípico são todas formas oraculares. As palmas das mãos, os lugares dotados de energia, as cartas do Tarô e, praticamente, tudo o que se encontra na natureza foi consultado para obter conhecimento oracular.

Uma mensagem oracular pode ser dada por intermédio do nosso próprio coração, mente ou intuição. Se a mensagem parecer correta, se ressoar com a sua essência mais profunda, é grande a possibilidade de que você possa confiar nela. Como sempre, é preciso ter muita cautela ao consultar oráculos ou ao interpretar várias mensagens para não assumirmos uma postura messiânica. A humildade está no âmago de qualquer prática espiritual.

Você pode usar qualquer método ou disposição das cartas para ouvir o oráculo, mas há algumas coisas específicas que você pode fazer para fortalecer sua relação com o saber oracular:

Lembre-se de que Deus é a Fonte. O oráculo é o mediador.

Seja paciente com relação *à descoberta de oráculos.*

Tenha uma atitude respeitosa e humilde.

Mantenha um ritual estruturado para a adivinhação.

Expresse sua intenção sagrada em voz alta, quando possível.

Não faça a mesma pergunta duas vezes numa fileira de cartas, embora possa pedir clareza. Fazer a mesma pergunta muitas vezes reflete falta de fé.

Não se apegue às mensagens do oráculo.

Examine sempre o seu próprio saber interior.

Termine com uma oração de gratidão pela ajuda recebida.

SEIS: AS CARTAS COMO RECURSO DE MEDITAÇÃO

A meditação é a base de toda disciplina espiritual, além de ser também uma prática física e emocional muito benéfica. Na meditação procuramos fugir ao controle da mente consciente, do nosso ego. Ao meditar, relaxamos e damos condições para que nossas partes fragmentadas voltem a se juntar e a formar um todo. A meditação não é apenas um conhecimento desenvolvido, mas também um ser desenvolvido. Existem tantas técnicas de meditação quantos são os instrutores espirituais. A meditação nos liga com o nosso Eu mais profundo e com a nossa Fonte. Ela acalma e focaliza a nossa vida e nos une a Deus e às pessoas. Vejamos alguns princípios da meditação conforme a usamos para aprofundar nosso trabalho com o Reiki Arquetípico.

A *mente subconsciente* não sabe a diferença entre informação "real" e "imaginária". Na meditação, se você quer mudar, precisa chegar à sua mente subconsciente (não pensante).

Use todos os seus *sentidos e todas as cores* para tornar a meditação vívida e real.

Identifique a sua *modalidade principal* de acesso à informação. Nós usamos todas as modalidades, mas em geral uma se sobressai às demais.

Se você processa a informação visualmente (vê imagens), use a palavra *Ver*.

Se você é mais cinestésico (processa a informação por meio das sensações do corpo), use "Sentir".

Se você é auditivo (tende a ouvir instruções), diga "Ouvir".

Se você "conhece" ("sabe" alguma coisa no seu íntimo mais profundo), diga "Saber".

Se a sua modalidade principal for a imaginação (fantasia, pensa, intui, infere), diga "Imaginar".

Use uma *indução ao relaxamento* para ter acesso ao seu ser mais profundo. Uma indução ao relaxamento é: Relaxe o corpo; relaxe a mente, faça três respirações profundas, rítmica e naturalmente. Esqueça o tempo. Você tem todo o tempo que precisa.

NÃO PENSE. Apenas silencie. Quando os pensamentos surgirem, apenas deixe que passem pela mente, como uma nuvem. Respire.

DIRIJA-SE A UM LUGAR profundo no centro do seu ser. Esse é um lugar calmo, seguro, sagrado. Esteja lá agora. Respire.

Desse espaço, veja, sinta, conheça, imagine... (use sua modalidade principal).

DEPOIS DE UM TEMPO, esse processo pode ser abreviado: Entre em seu espaço calmo, seguro e sagrado que se tornou habitual para você. Entre ali agora. Respire profundamente. Com a prática, você pode simplesmente entrar num espaço sagrado por meio da respiração. Invoque a presença do seu Eu Superior e dos seus espíritos-guias. Esteja ali agora. Respire através desse espaço.

Ao usar as Cartas do Reiki Arquetípico para meditação, tire uma carta e medite sobre ela com uma questão específica em mente ou para obter orientação geral. A carta pode lhe dar um "relatório dos progressos".

Separe do resto do baralho a carta que você tirou e medite sobre ela diariamente durante uma semana. Pense sobre os princípios que ela simboliza, e a cada dia aprofunde sua meditação e sua aplicação (como esses princípios se aplicam concretamente à sua vida).

As Cartas do Reiki Arquetípico são versáteis e flexíveis. O uso diário delas aprofundará toda prática espiritual que você criar. O trabalho espiritual é misterioso, mas sabemos que nossa intuição deve ser desenvolvida para poder entrar em contato com nosso ser mais profundo. Vemos o tantien como um centro espiritual dentro de nós que, com a prática, pode ser alcançado. As cartas podem ser um veículo para entrarmos em contato com nossos espíritos-guias e servir como orientação oracular numa dimensão diária, semanal ou mensal. Como recurso de meditação, as Cartas do Reiki Arquetípico produzem resultados surpreendentes. Outros métodos serão dados, mas basicamente usamos todas as formas que acabamos de apresentar.

TRÊS – Dez Disposições das Cartas

Nesta seção, veremos dez disposições ou arranjos possíveis para as Cartas do Reiki Arquetípico. Cada disposição, criada para favorecer a variedade e manter o interesse pelo trabalho com o Reiki Arquetípico, tem um objetivo específico, como por exemplo a necessidade de seguir uma direção diferente, de achar um ponto de equilíbrio ou alcançar um certo nível no trabalho criativo. As cartas, bem embaralhadas, são dispostas sobre a mesa segundo um padrão determinado, que então é interpretado. Esses padrões se assemelham aos arquétipos enquanto são formas vazias que preenchemos de acordo com o nosso desejo e intenção.

ORIENTAÇÕES GERAIS SOBRE AS DISPOSIÇÕES

ANTES DE FAZER UMA DISPOSIÇÃO DAS CARTAS, crie seu espaço sagrado e tenha à mão seu Diário de Cura de Reiki.

EMBARALHE AS CARTAS como quiser. Nesta etapa, as cartas não podem ficar invertidas; por isso é importante colocar todas na posição correta, "de cabeça para cima", antes de embaralhá-las. Se alguma aparecer invertida, simplesmente reposicione-a.

DEPOIS DE EMBARALHAR, coloque o baralho sobre a mesa, virado para baixo, e abra-o em forma de leque.

DESLIZE A MÃO SOBRE CADA CARTA, detendo-se sobre a que lhe chamar a atenção. Você pode sentir um formigamento, a mão pode ficar quente ou fria, ou talvez você apenas tenha "uma sensação" ou "um palpite". Essa é a carta que a sua mente inconsciente está escolhendo e que você deve tirar. Outra alternativa é deixar o baralho empilhado e tirar uma carta de cima, do meio ou de baixo. Nesse caso, siga a sua intuição. Lembre-se de que a intenção ou o desejo pessoal é a base de todo trabalho espiritual.

Como a posição das cartas num arranjo é absolutamente importante, disponha-as sempre na seqüência em que forem tiradas.

PARA COMEÇAR O DIA

Esta disposição nos ajuda a ter uma perspectiva sobre o que o dia nos reserva. A carta que você tirar lhe mostrará a pérola de hoje e o ponto por onde começar a transformar o potencial do dia em realidade.

TIRE UMA CARTA do baralho misturado e disposto em leque, ou então de cima do baralho misturado e empilhado.

VIRE A CARTA para cima lentamente e processe o significado que ela tem para você e para a sua via. Depois de registrar suas impressões no diário, consulte os ensinamentos específicos dessa carta na seção cinco deste livro.

PONHA A DATA E REGISTRE NO DIÁRIO suas conclusões e "respostas".

I

LUZ E ESCURIDÃO, ENERGIAS OPOSTAS

Embaralhe as cartas e tire duas, enquanto toma consciência de duas energias diferentes para hoje. Arranje uma em oposição à outra. As cartas que você escolher lhe mostrarão uma das seguintes possibilidades:

Sua Sombra Dourada, ou potencial positivo, e sua Sombra Negra, ou potencial negativo.
Duas escolhas ou duas alternativas.
Seu conflito.
As duas energias opostas que você precisa juntar.

UM PROCESSO DINÂMICO

Embaralhe as cartas e tire três enquanto toma consciência de que sua espiritualidade é um processo dinâmico. Disponha as cartas em triângulo na ordem em que são tiradas. As cartas mostrarão uma ou mais das seguintes situações:

1. O princípio, o meio e o fim do seu projeto atual.
2. O passado, o presente e o futuro.
3. Qualquer triângulo, trindade ou tríade que esteja em atividade na sua vida no momento.

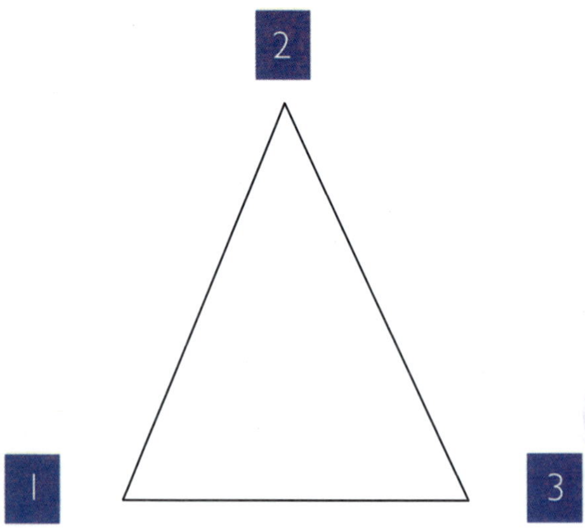

UMA ETAPA IMPORTANTE

Embaralhe as cartas e tire quatro enquanto toma consciência de que chegou a uma etapa natural importante de seus esforços. Disponha as cartas em forma de quadrado. Elas indicarão um padrão na seguinte ordem:

1. O que está chegando ao fim.
2. Os limites da situação.
3. Sua organização interior com relação à questão em foco.
4. Como você pode estabilizar as mudanças na sua vida.

MUDANÇA DE DIREÇÃO

Embaralhe as cartas e tire cinco enquanto divisa uma oportunidade de mudar ativamente a direção da sua vida. Disponha as cartas na forma de uma estrela de cinco pontas. Você verá:

1. O que lhe serve de base e o que você quer alcançar.
2. Onde entrar em ação.
3. Com que se relaciona a sua luta interior.
4. Como transformar sua visão pessoal em realidade no mundo exterior.
5. Que testes você enfrentará na sua vida atual.

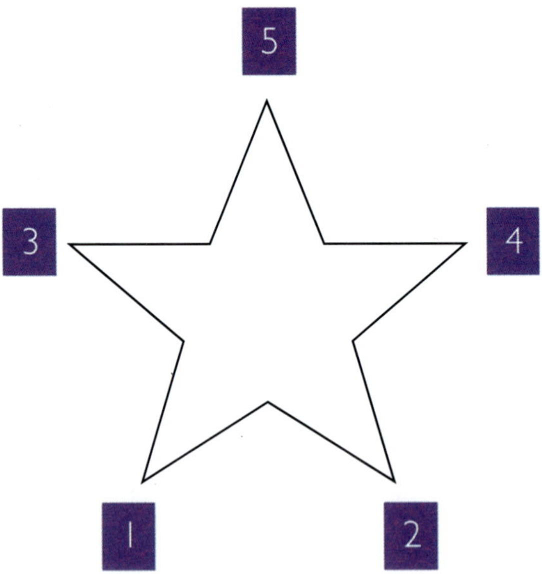

UMA PAUSA NO TRABALHO CRIATIVO

Embaralhe as cartas e tire seis enquanto percebe que chegou a uma pausa depois de concluir uma fase do seu trabalho criativo (quer se trate de um projeto criativo, de gerar um filho ou de planejar as atividades de um dia). Disponha as cartas na forma do yin-yang (ver ilustração) e elas lhe mostrarão:

1. As forças opostas que você uniu no seu coração.
2. Onde você deve procurar orientação.
3. O que está em equilíbrio na sua vida.
4. De que modos a sua espiritualidade está se aprofundando.
5. O que precisa de integração na sua vida ou dentro de você.
6. Para onde ir a partir daqui.

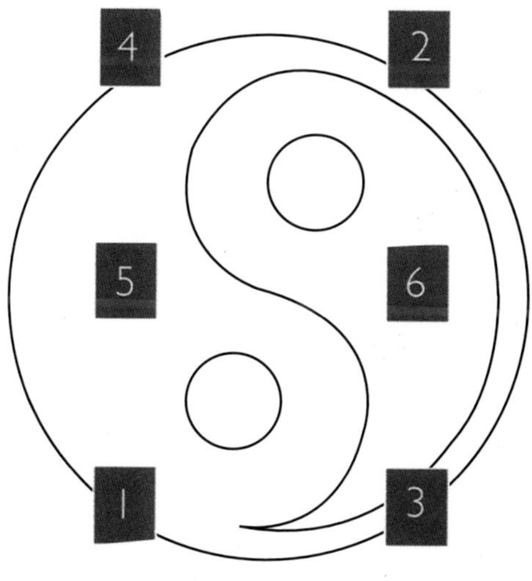

UMA RESOLUÇÃO E NOVOS TESTES

Embaralhe as cartas e tire sete, enquanto reconhece que alguma coisa foi resolvida. Disponha as cartas na forma de arco-íris (ver ilustração) e elas lhe dirão:

1. Quais são seus testes atuais.
2. Quais são os seus obstáculos atuais.
3. Onde você terá um aumento de energia, idéias ou intuições.
4. De que modos você encontrará movimento na sua situação atual.
5. Quem é o seu professor na situação atual.
6. Como você pode desenvolver suas idéias.
7. O que o seu Eu Superior aconselha com relação à situação.

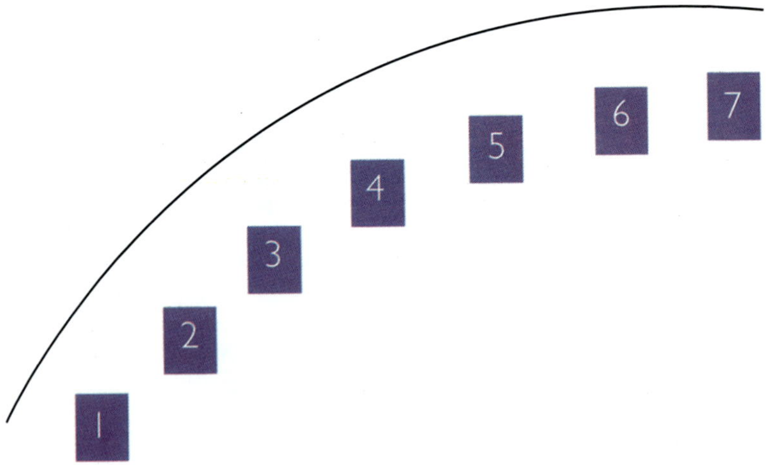

EQUILÍBRIO

Embaralhe as cartas e tire oito enquanto toma consciência de que sua vida está bastante equilibrada e harmonizada neste momento – ou o contrário, ou seja, que você precisa muito de equilíbrio e harmonia. Disponha as cartas na forma do signo do infinito e elas lhe mostrarão:

1. O que foi estabilizado.
2. O que está reaparecendo ou voltando à sua vida ou a você mesmo.
3. O que vem antes da próxima mudança significativa na sua vida ou em você mesmo.
4. Uma escolha a fazer imediatamente.
5. Uma escolha contrária ou outra alternativa.
6. A resolução das duas.
7. O que precisa ser reavaliado e priorizado.
8. O próximo passo antes do renascimento.

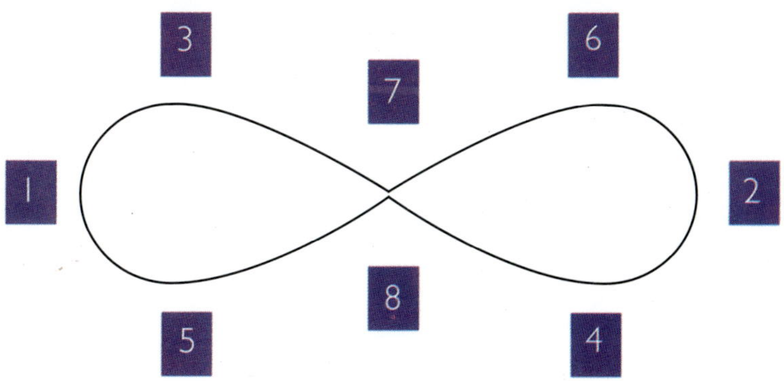

ESPÍRITOS-GUIAS

Embaralhe as cartas e tire nove enquanto sente a presença de seres espirituais benevolentes na sua vida. Disponha as cartas na forma de três círculos entrelaçados, e elas lhe dirão:

1. A questão presente.
2. Seu desejo consciente.
3. Seu desejo inconsciente.
4. A que está ligada a sua realização interior.
5. O que a sua sabedoria interior lhe diz.
6. Onde você teve sucesso.
7. O que está sintetizado na sua situação de vida ou em você mesmo neste momento.
8. O que precisa ser integrado antes do próximo nascimento.
9. Quem o está ajudando neste momento da sua vida.

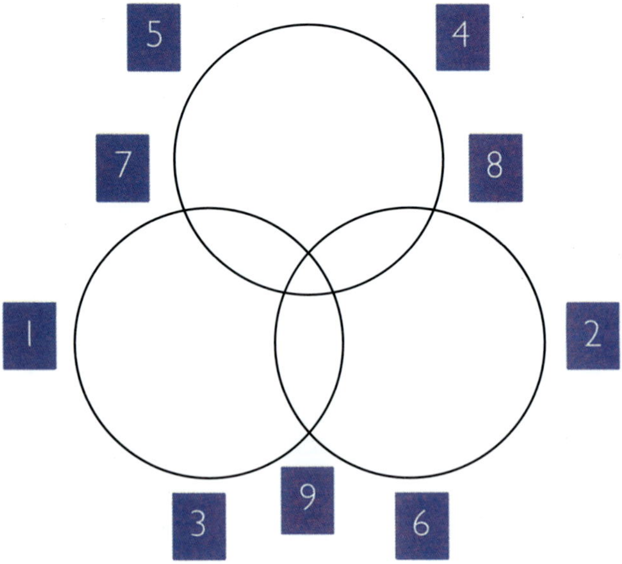

UNIDADE

Embaralhe as cartas e tire dez enquanto sente um regresso à unidade. Disponha-as na forma de duas mãos, uma ao lado da outra, e elas lhe dirão:

1. Quando este ciclo começou.
2. O objetivo deste ciclo.
3. O que está chegando ao ponto culminante agora.
4. O que você quer.
5. O que o está detendo.
6. As sementes do início estão no fim. Esta carta mostra o fim.
7. O que você não consegue liberar.
8. Contra o que você se revolta.
9. Há um grupo de pessoas mais velhas ou sensatas que o estão aconselhando ou apoiando. Esta carta mostra quem são elas.
10. Como você pode começar o próximo ciclo de crescimento.

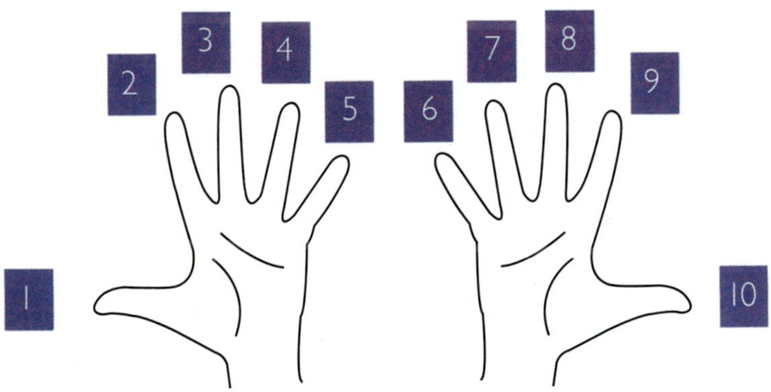

Usamos as disposições para qualquer objetivo que queiramos. Para uma visão geral do seu caminho espiritual, para ver onde você esteve e para onde vai, leia o capítulo quatro, "O Caminho do Reiki Arquetípico".

QUATRO – O Caminho do Reiki Arquetípico

O Caminho do Reiki Arquetípico é um mapa da sua evolução espiritual arquetípica. O objetivo deste trabalho é integrar diferentes partes de você, unificar e abraçar as forças de energia opostas dentro de você, e aceitar você como um todo: mente, corpo, coração e alma.

O Caminho o ajudará a reconstituir a sua jornada seguindo o arquétipo de cura que se manifestou na sua vida no passado. O arquétipo de cura pode aparecer sob qualquer forma concreta: como sincronicidades, que de um modo particular o levam à cura; como uma crise de saúde vivida por você ou por uma pessoa querida; como uma escolha para desenvolver um trabalho de cura, como tornar-se médico, professor, enfermeira, mãe, advogado ou profissional em alguma outra atividade de assistência; como uma experiência de quase-morte. Essas experiências representam as lições que precisamos aprender na vida, visto que cada uma exige uma cura e uma totalidade.

Baseado na reflexão sobre o passado, você pode achar uma nova direção, ainda seguindo o arquétipo de cura como ele se revela a você agora, na sua vida presente. Se você quiser, as cartas poderão orientá-lo também para um caminho futuro.

Usando o baralho inteiro ou o baralho dividido segundo o método da Roda, você terá uma visão geral da sua alma pessoal (do seu Eu) com relação à Energia Universal (o Espírito). Depois de examinar as vinte e oito cartas e de fazer os registros correspondentes, o mapa emergirá. O método da História mostra-lhe como o seu caminho de cura específico teve origem, e se você descrever a sua visão metaforicamente (uma metáfora é uma imagem que transmite um significado específico, como "o entardecer da vida"), o mapa emergirá.

No Caminho do Reiki Arquetípico, como em outros métodos descritos neste livro, as cartas que precisam da sua atenção são as que aparecem com freqüência ao longo do tempo. Assim, o Caminho do Reiki Arquetípico deve ser feito em momentos decisivos da sua vida, quando você sabe que algo importante está acontecendo, mas que você não sabe dizer exatamente o que é.

Todas as cartas devem ficar na posição correta, "de pé". Não há inversões no caminho. Nessas sessões, você pode trabalhar com o baralho inteiro ou com parte dele.

COMECE CADA SESSÃO DO CAMINHO COM O SEGUINTE RITUAL

FAÇA UMA INVOCAÇÃO, pedindo a seus espíritos-guias que o ajudem.

DEDIQUE-SE ao seu caminho espiritual.

DEMONSTRE GRATIDÃO por tudo o que lhe foi dado.

OFEREÇA ESTA ORAÇÃO: "No meu centro há calma e serenidade. Os fragmentos da minha vida estão ao meu redor."

TRABALHO COM O BARALHO INTEIRO

Quer usemos o baralho inteiro ou parte dele, percorremos o caminho de acordo com as escolhas da nossa mente inconsciente.

Arranje as cartas na ordem numérica. Tire uma carta por vez. Na primeira sessão, tire a primeira carta, o Portal de Luz. Medite sobre como esse arquétipo se aplica à sua vida e anote os resultados no seu diário. Na segunda sessão, tire a segunda carta, Liberação da Energia Presa. Novamente, medite sobre como esse arquétipo se aplica à sua vida e anote os resultados. Proceda do mesmo modo com relação a cada carta; o mapa da sua evolução espiritual estará claro quando todas as cartas tiverem sido tiradas.

Ambos os lados do arquétipo são valiosos para a evolução espiritual. Não julgue nem ignore nenhum dos extremos. Saiba apenas que prejudicial é o aspecto extremado de um princípio ou característica, e que benéfico é o ponto de equilíbrio ou harmonia relativa.

TRABALHO COM O BARALHO DIVIDIDO

Quando resolvemos trabalhar com o baralho dividido, temos duas opções:

A RODA: UM MÉTODO PARA TRABALHAR COM OS CICLOS DE CURA

No trabalho com o ciclo, adotamos cada uma das quatro categorias como um caminho, ciclo ou fase diferentes do trabalho. Nesse caso, as cartas são divididas em quatro pilhas; o trabalho é feito com um ciclo por vez, começando com o Ciclo I e terminando com o Ciclo IV.

Disponha as sete cartas do Ciclo I na forma de uma roda imaginária, numa espécie de espelho (ver ilustração). Em estado de meditação, gire a roda uma carta por vez. Comece com a carta 1.

OLHE PARA A IMAGEM do arquétipo, Cho Ku Rei, o Portal de Luz, e medite sobre essa imagem enquanto repete o nome do arquétipo.

REGISTRE NO DIÁRIO suas impressões, com palavras ou frases curtas.

LEIA os ensinamentos para essa carta. Preste atenção às duas polaridades do arquétipo.

OBSERVE em que ponto do *continuum* você se encontra.

ESCREVA um parágrafo sobre como esse arquétipo se aplica à sua vida.

REGISTRE NO DIÁRIO as percepções ou mensagens que receber dessa leitura.

Siga o mesmo procedimento para cada carta da seqüência até completar o Ciclo I. Ao terminar, sintetize no diário, em uma ou duas frases, o significado do ciclo para você. Faça o mesmo com os demais ciclos. Ao terminar os quatro ciclos, releia os resumos no diário. Você verá o mapa. Você verá os pontos fortes, os pontos fracos e as lacunas da sua jornada espiritual.

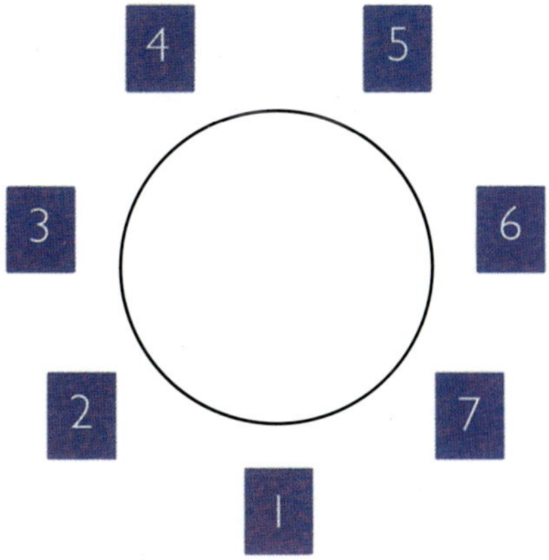

MÉTODO DA HISTÓRIA

Para trabalhar com o método da História, COMECE EMBARALHANDO todas as cartas e tirando três. Não há inversões no caminho; por isso, veja que todas as cartas estejam na posição correta.

DISPONHA AS CARTAS viradas para cima, da esquerda para a direita. As três cartas contam uma história. A primeira representa o passado, a segunda, o presente e a terceira simboliza o futuro.

LEIA as três cartas e as partes do livro que se referem a elas, examine as camadas mais profundas, deixe que as cartas contem a sua história e reflita sobre três questões:

Quando o arquétipo de cura entrou pela primeira vez na minha vida? (passado)
Como se apresenta o meu caminho de cura agora? (presente)
Para onde meu caminho me levará? (futuro)

VISUALIZE o seu caminho de cura metaforicamente, usando todos os seus sentidos. As metáforas para o caminho podem ser uma paisagem, veículos, uma caminhada pela cidade, uma jornada xamânica. Descreva brevemente essa visão no seu diário.

Os primeiros seis métodos desta seção formam a prática básica das Cartas do Reiki Arquetípico. As disposições das cartas e o caminho foram incluídos para necessidades especiais. Agora que conhecemos e nos sentimos à vontade com as várias aplicações das Cartas do Reiki Arquetípico, podemos examinar os ensinamentos para cada carta.

Passado 1 Presente 3 Futuro 2

CINCO
Os Ensinamentos das Cartas

O capítulo cinco é inteiramente dedicado à apresentação dos ensinamentos das cartas, os quais, para cada carta, consistem em: explicação do arquétipo, interpretação da carta tirada, uma reflexão ou exercício, uma afirmação verbal e uma meditação que aprofunda a experiência com a carta.

Não há indicação de uma técnica de relaxamento a ser feito antes das meditações. Por isso, ao preparar-se para uma leitura, reporte-se à página 27, "As Cartas como Recurso de Meditação". Essa seção oferece as informações necessárias para uma prática proveitosa.

1. CHO KU REI: O PORTAL DE LUZ

Seja receptivo às dádivas que você recebe de Deus, do Espírito. Fique na luz e veja as sombras que dançam nas suas paredes.

Cho Ku Rei (pronuncia-se Tchô Ku Rei) é um dos quatro símbolos originais dados ao criador do Reiki, Dr. Usui, durante seu despertar místico. Sendo um símbolo que serve de ponte, é o mais usado para tratamento no nível físico e, além do corpo, pode ser dirigido ao local de trabalho, ao dinheiro e às necessidades de segurança. Muitas tradições espirituais ignoram totalmente o corpo; o sistema do Reiki Arquetípico começa com o símbolo do corpo.

Cho Ku Rei é a passagem para o mundo do espírito, que inicia com o corpo físico.

Sugiro que você comece o trabalho com essa carta com uma oração ou invocação que faça referência ao corpo como ponto de entrada da cura. Pode ser uma oração assim: "Ao iniciar esta jornada de cura, peço que o trabalho comece pelo meu corpo. A cura acontece em cada nível do meu ser físico. Assim seja. Obrigado."

As polaridades deste arquétipo são luz e escuridão. Se vivemos "na luz" o tempo todo, procurando ser absolutamente bons, perfeitos, espiritualizados, tendemos a ignorar nossa vida física. Negamos nossa herança humana. Nossos olhos queimam se olhamos para o Sol durante muito tempo. Nossa pele queima se nos expomos aos raios solares por tempo exagerado. O sono é reparador. Enquanto dormimos é escuro.

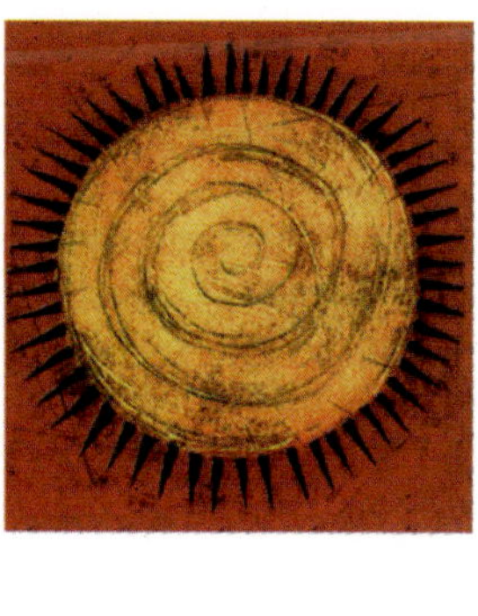

A escuridão existe como uma sombra da luz. Se não houvesse escuridão, não conheceríamos a luz. Quando vemos as sombras projetadas sobre a parede, vemos a nossa natureza humana. Vemos as nossas imperfeições. Vemos que somos seres materiais, mas também espirituais. Quando aceitamos e amamos tanto a nossa luz quanto a nossa escuridão, estamos em equilíbrio.

SE TIRAR ESSA CARTA, seja receptivo às dádivas que você recebe de Deus, do Espírito.

Se a carta estiver na POSIÇÃO CORRETA, "DE PÉ", você está atento ao seu bem-estar material. Você é solicitado a ultrapassar os limites do seu corpo físico, a entrar na luz de sua alma e a dar atenção às suas necessidades espirituais.

Se a carta estiver INVERTIDA, seu corpo, suas questões financeiras, sua casa ou seu carro precisam de atenção. Algo pode estar errado e você está "no escuro" (desconhece o fato). Abraçar a escuridão significa estar disposto a encarar o seu lado escuro e entender as mensagens do seu inconsciente.

REFLITA e procure ver como você poderia melhorar a saúde e o bem-estar do seu corpo físico – ou do seu trabalho, casa, vida material – para que ele de fato espelhe seu desenvolvimento espiritual contínuo.

ESCREVA três objetivos que poderiam melhorar sua vida física e fazê-lo progredir espiritualmente.

AFIRME, sentindo: "Hoje respeito o meu corpo físico, a minha casa, o meu trabalho. A atenção que dou à minha vida física dedico também à minha Alma."

MEDITAÇÃO CHO KU REI

A meditação para a Carta nº 1 é uma meditação de manifestação. *Manifestação* significa levar para o mundo físico aquilo que começa no mundo do espírito, e isso acontece com a ajuda da intenção e do desejo. Ela cria uma matriz espiritual, que por sua vez cria uma forma no mundo físico.

- Expresse o seu desejo.
- Visualize, sinta, mentalize ou imagine o seu desejo com você nele. Visualize em cores e ação, o mais detalhadamente possível.
- Ponha a terra atrás desse desejo e você na terra, também em cores e detalhes.
- Sobreponha a essa imagem uma grade diagonal ou uma espiral dourada que se estenda do céu à terra, como um arco-íris.
- Na visão da sua mente, desenhe um portal, representando Cho Ku Rei, envolvendo a imagem por inteiro.
- Mantenha a imagem pelo tempo que for possível.
- Deixe-a dissipar-se.
- Não se preocupe com o desenvolvimento desse objetivo. Deixe que o resultado flua e...
- Entregue-o aos cuidados de Deus.
- Preste atenção ao que você pede, pois pode consegui-lo!

2. SEI HEI KI: LIBERAÇÃO DA ENERGIA PRESA

Solte. O apego bloqueia o nosso sistema energético. Solte as amarras, relaxe o controle, confie no Universo.

Sei Hei Ki é um dos quatro símbolos originais do Reiki dados ao Dr. Usui, e está associado à liberação de emoções e pensamentos negativos ou causadores de tensão. No sistema do Reiki Arquetípico, nós o aplicamos para liberar entulhos emocionais e formas-pensamento negativas e desgastadas.

A palavra *Sei Hei Ki* atrai proteção e purifica emocional, mental ou espiritualmente. Se sentir ou perceber uma energia negativa ou indesejada interferindo na sua vida, use o *Sei Hei Ki* como mantra para liberar essa entidade ou a sensação dela.

As polaridades deste arquétipo são desapego e apego. Desapegar-se significa livrar-se de limitações, restrições ou sujeições emocionais. Quando nos desapegamos de uma idéia, de um pensamento, sentimento ou pessoa, desatamos nossos vínculos emocionais com essas coisas. Se nos desapegamos muito, ficamos frios e insensíveis. Se nos desapegamos prematuramente, não damos à situação a oportunidade de mudar. Se nos desapegamos tarde demais, ficamos muito presos à situação.

O apego faz parte da nossa natureza humana. Queremos estar perto das pessoas. Mas apego em excesso provoca sufoco e asfixia. Nós nos emaranhamos ou nos enredamos nos assuntos do outro, em geral em detrimento dos nossos. Apego demasiado a uma idéia ou pensamento resulta em exagero, podendo tornar a idéia inútil para nós. Apego exacerbado aos nossos sentimentos resulta em co-dependência, uma condição

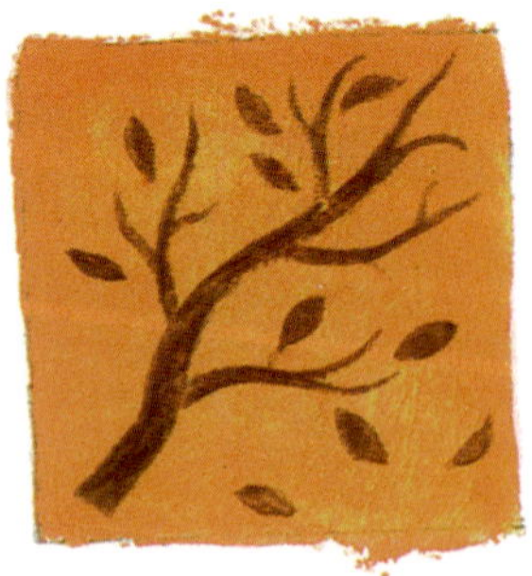

prejudicial ao nosso próprio crescimento e ao desenvolvimento dos outros.

SE TIRAR ESSA CARTA, você está sendo solicitado a examinar em que partes do corpo você se sente contido, tenso. Perceba em que parte física você está se agarrando a alguma coisa que precisa ser liberada.

Se a carta estiver na POSIÇÃO CORRETA, você lida bem com o conceito de desapego. Cuide para não se afastar demais ou muito rapidamente dos outros. Desapego em excesso traz como conseqüência irresponsabilidade emocional.

Se a carta estiver INVERTIDA, isso significa que você se apega aos outros com facilidade. Assim, você pode amar as pessoas livremente, mas corre o risco de invadir os limites do outro. Ao amar as pessoas, não esqueça de incluir a si mesmo nesse amor. A relutância em soltar pode indicar que você está agindo por medo.

REFLITA sobre o que pode acontecer se você se agarrar ainda mais a uma situação que tenha identificado. Agarre-se a ela; segure-a com força cada vez maior. Logo alguma coisa se despedaçará – e pode ser você!

AFIRME, sentindo: "Hoje eu solto ... na minha vida." Observe como você se sente e o que pensa depois de realizar esse ritual.

MEDITAÇÃO SEI HEI KI

- Você está num balão de ar quente.
- Embora você queira elevar-se no ar, uma âncora o retém preso à terra. Você olha para a âncora e vê que ela é feita dos pensamentos e sentimentos a que você esteve se prendendo, apesar de não terem mais serventia nenhuma. Você fica ali, sentado durante um bom tempo, torcendo para sair do chão. Mas a âncora do seu apego o prende com firmeza.

- Algo estranho começa a acontecer. Há sete balões na âncora. Você sabe intuitivamente que precisa soltar esses balões, um por vez, para que sua barquinha de ar quente voe para a liberdade.
- Finalmente, depois de muito examinar e refletir, você sente que talvez, apenas talvez, tenha condições de soltar um dos balões. Você escolhe o balão vermelho. Você observa esse balão flutuar no ar e sente que se eleva alguns centímetros do chão.
- Você procede do mesmo modo com o balão laranja. Esse também flutua e você se sente afastar-se mais alguns centímetros do chão.
- Agora o balão amarelo. O balão amarelo sobe e você se sente elevar-se ainda mais. Isso não é ruim, você pensa. Em seguida, o balão verde.
- Esse é mais difícil de soltar, pois é o balão do seu coração e significa muito para você. Finalmente, você o solta e sente que está subindo mais um pouco.
- Três balões ainda o prendem um pouco acima da terra, impedindo o seu vôo para o céu, onde você sabe que encontrará a liberdade.
- Um balão azul flutua diante dos seus olhos, preso à barquinha por um fino fio prateado. Ao liberar esse balão e ao vê-lo se distanciar, sua barquinha sobe ainda mais.
- Você solta o balão seguinte, índigo, e sobe mais e mais.
- O balão que resta é de cor púrpura e está preso por um fio dourado. Esse é o balão mais difícil de soltar. Depois de refletir e examinar um pouco mais o seu mundo interior, você desamarra tudo e solta o último balão.
- Você está livre finalmente! Seu balão se eleva rapidamente até uma altura perfeita, de onde você pode contemplar toda a sua vida estendendo-se abaixo de você. Você está realmente livre! Você sabe que confia no Universo.

3. HARTH: AMOR E COMPAIXÃO

Há amor suficiente na sua vida? Você está recebendo e também dando amor? De que modos você mantém o amor longe de você mesmo? De que modos você mantém o amor distante das outras pessoas?

Harth é o símbolo do coração, do qual fluem a cura e o amor. O coração está no meio do corpo físico. Harth significa amor, verdade, beleza, harmonia e equilíbrio. Harth não é um símbolo original do Reiki. Ele foi canalizado por uma mestra-professora de Reiki. Embora não seja ensinado por todos os mestres de Reiki, ele é amplamente aceito e muito querido por grande número de praticantes e professores de Reiki. Esse símbolo substitui muito bem o conceito de amor.

Harth representa o Amor Universal, não o amor romântico ou erótico. O Amor Universal é incondicional e flui livremente através do Universo. A cada inalação, inspire Amor. A cada exalação que deixa o seu corpo, expire Amor. O intercâmbio completo da energia do Amor tornará sua vida rica e plena.

As duas polaridades deste arquétipo são afeto e negligência. Ter afeto por uma pessoa ou por uma coisa é ter muito carinho por ela. O cuidado, o desvelo é uma qualidade essencial para nossa vida humana. Entretanto, quando dedicamos um cuidado excessivo, matamos aquilo mesmo que amamos. Os seres vivos precisam de liberdade – liberdade para crescer, para mudar. Precisamos ter certeza de que agimos movidos por um desejo verdadeiro do bem-estar do outro, e não por interesses egoístas. Se molharmos uma planta demais, ela morrerá. Se a deixarmos ao sol por muito tempo, ela não sobreviverá. Se plantarmos uma semente, e pouco de-

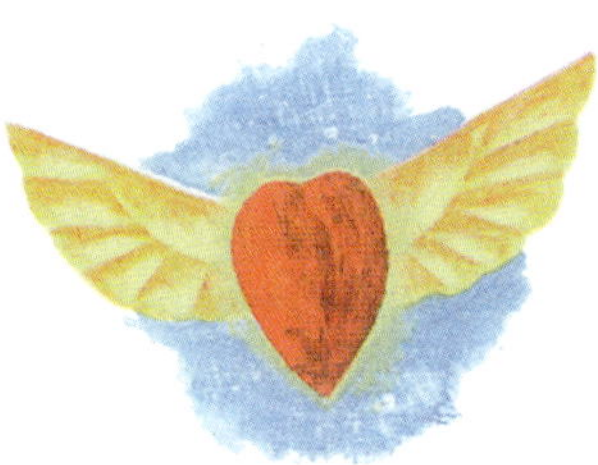

pois cavarmos para ver se ela está se desenvolvendo, porque temos "muito carinho" por ela, suas pequenas e frágeis raízes morrerão. Precisamos temperar nosso afeto com uma dose saudável de negligência amorosa.

A negligência está no extremo oposto do afeto excessivo. Crianças totalmente negligenciadas não conseguem sobreviver. Se não cuidarmos adequadamente de alguma coisa, ela não se desenvolverá. E alguém que negligenciamos com muita freqüência somos nós mesmos. Um equilíbrio entre dar atenção excessiva a nós mesmos, ou seja, nos voltarmos exclusivamente para nós mesmos, e sermos negligentes com nossas necessidades, isto é, irresponsáveis com o nosso bem-estar, é o equilíbrio que procuramos.

SE TIRAR ESSA CARTA, você é solicitado a examinar suas atitudes com relação ao amor na sua vida. Há amor suficiente na sua vida? Você está recebendo e também dando amor? De que modos você mantém o amor longe de você? De que modos você mantém o amor distante de outras pessoas? Amor é energia. Deixe que ele flua através de você.

Se a carta estiver na POSIÇÃO CORRETA, você convive bem com o afeto; você demonstra desvelo pelas pessoas. Você precisa aprender a ter afeição por si mesmo como tem pelos outros. Examine se o seu carinho pelas pessoas é movido por um verdadeiro sentimento de amor ou pelo seu desejo de controlar. Não se pode controlar o Amor. O Amor flui.

Se a carta estiver INVERTIDA, você pode estar negligenciando algum aspecto do cuidado equilibrado. Viver em desequilíbrio é tanto negligenciar a si mesmo, por esquecer-se de cuidar de si, quanto voltar-se exclusivamente para si mesmo. Examine de que maneiras você negligencia a si mesmo ou alguém que lhe é muito querido. Você não pode exercer o controle por negligência.

REFLITA sobre como você pode deixar que o amor flua livremente através do seu ser. Permanecendo sentado, em silêncio e relaxado, tome consciência da sua respiração. Inspire e expire, rítmica e naturalmente, como as ondas no oceano afluem e refluem, rítmica e naturalmente. Respirar ritmicamente é como empurrar um balanço bem alto. O movimento de subida leva seu amor para o mundo; o movimento de descida, de volta para a terra, traz amor para você.

AFIRME, sentindo: "Quando deixo o amor fluir livremente através de mim, fico cheio de energia e de amor Universal. Inspiro e expiro amor."

MEDITAÇÃO HARTH

- Imagine-se num parque bem-animado. É um belo e agradável dia de primavera, e você vê um balanço. Você está cansado e o balanço é muito convidativo. Por isso você se senta nele e começa a balançar. Suavemente, lentamente.
- Você sobe cada vez mais alto. Então você sente que um ser invisível, um anjo da guarda, empurra o balanço. O fluxo do ar aumenta à medida que o balanço ganha movimento. No movimento para trás, você sente o ar entrando em seus pulmões; e ao embalar-se para a frente, alcançando as alturas, você sente a corrente de ar da sua exalação.
- O vento é a Respiração de Deus. E a Respiração de Deus leva Amor para todas as partes do Universo.
- Ao balançar para a frente, bem alto, você dá o seu amor ao mundo através da respiração. No movimento para trás, em direção à terra, você sente o amor voltando a você através da respiração.
- Sua respiração é a Respiração de Deus. Respire e Balance. Respire e Balance.

4. HON SHA ZA SHO NEN: VÍNCULO E SERVIÇO

Perdoe. Salde uma dívida kármica. Sirva.

Hon Sha Za Sho Nen é um dos quatro símbolos originais do Reiki revelados ao Dr. Usui, e um dos mais poderosos e universais no sistema do Reiki. Ele significa vínculo profundo com as pessoas, próximas ou distantes, e também serviço ao próximo. Uma tradução deste símbolo é: O Buda (Deus) em mim se dirige ao Buda (Deus) em ti para promover a iluminação e a paz. Outra tradução é: Confiro-te a verdade das verdades. Como é no alto, assim é embaixo. Como é dentro, assim é fora.

Este é o símbolo usado para cura a distância. Quando o usamos, não há passado nem futuro; apenas o eterno presente. Toda limitação é superada. Há liberdade com relação ao tempo, ao espaço, à ilusão e às limitações.

Sempre que você envia amor, luz, cores, preces ou pensamentos a uma pessoa e a visualiza bem, isso é cura a distância.

Este símbolo também implica perdão. Podemos adotar este princípio para saldar uma dívida cármica.

As duas polaridades deste arquétipo são altruísmo e egocentrismo. Altruísmo é ligação generosa com as pessoas. Nessa extremidade do *continuum*, encontramos pensamentos e comportamentos livres de segundas intenções, livres de motivações escusas. Precisamos observar nossos motivos nas relações com os outros. Soa bem pensar que somos generosos, mas as pessoas que são totalmente abnegadas com freqüência não assumem a responsabilidade pelos seus pensamentos, sentimentos e comportamentos. Geralmente, elas culpam os outros ou a si mesmas.

Por outro lado, quando somos egocêntricos, desligamo-nos das pessoas, tornamo-nos egoístas. Não podemos ser úteis ao mundo se estamos desligados dele. Não podemos servir ao mundo se nos afastamos de nós mesmos e da nossa essência. Precisamos avaliar este princípio caso a caso. Cada situação é única. Nossa intenção precisa ser clara. Por exemplo, podemos parecer egoístas se não nos envolvemos quando alguém não precisa realmente da nossa ajuda. Se não "ajudamos" a pessoa que não precisa de ajuda, podemos estimulá-la e induzi-la a assumir suas responsabilidades no momento oportuno.

SE TIRAR ESSA CARTA, você está sendo solicitado a ir ao encontro de alguém que está física ou emocionalmente longe de você. Com sua mente e seu coração, predisponha seu espírito e pergunte se o Eu Superior dessa pessoa quer que você envie a ela a energia do Reiki (amor). Se a resposta for afirmativa, envie suas orações, seu amor e a energia de cura. Siga a sua intuição nessa questão e o que é muito importante – não se preocupe com os resultados.

Se a carta estiver na POSIÇÃO CORRETA, a impressão é que você está agindo desinteressadamente, mas só você conhece os seus motivos interiores. Examine suas intenções e procure sentir um vínculo profundo com as pessoas no nível da alma.

Se a carta estiver INVERTIDA, talvez você esteja relutando em perdoar alguém ou pode estar se prendendo a uma mágoa passada por razões egoístas. Examine a sua intenção.

REFLITA sobre as pessoas distantes de você, de quem você se afastou, física, mental ou emocionalmente. Pense sobre os modos como você julga as pessoas ou a si mesmo. Pense em como você pode liberar a energia presa nos seus julgamentos e na sua dificuldade de perdoar. Escreva uma carta para si mesmo ou para uma outra pessoa e peça perdão por suas ações dignas de repreensão.

AFIRME, sentindo: “Envio este amor e cura para [diga o nome da pessoa] para o propósito maior da sua alma.”

MEDITAÇÃO HON SHA ZA SHO NEN

- Imagine-se fazendo parte de um mosaico gigantesco feito com vidro colorido. Cada ser vivo do mundo é uma faceta do mosaico. Além disso, cada faceta é um holograma, de modo que a vida inteira de cada pessoa está contida nessa faceta.
- O mosaico é um organismo vivo, pulsante, como a terra. Como conseqüência, tudo o que você faz afeta e é afetado pelos outros.
- Imagine agora que, ao inalar oxigênio, você inspira a energia dos que o cercam, mesmo dos que estão no extremo oposto do mosaico. Na sua vida diária, você respeita muito tudo o que faz. Você dedica muita atenção e tem consciência do seu lugar no mosaico gigante do mundo.

5. ZONAR: VIDAS PASSADAS E RESPEITO AOS ANCESTRAIS

Examine suas relações com seus ascendentes. Consulte seus pais ou irmãos sobre seus ancestrais (avós, bisavós) e peça a esses antepassados que o ajudem. Eles podem ser os seus espíritos-guias.

Zonar não é um símbolo original do Reiki; ele foi "descoberto" por um mestre de Reiki em data mais recente.

Zonar significa infinitude, perenidade, eternidade. Este símbolo é eficaz para vidas passadas, para questões cármicas. No sistema do Reiki Arquetípico, ele representa o amor e a lealdade familiar, e a ação dos ancestrais.

Talvez você se depare com um problema persistente na sua vida, um problema que parece não ter raízes na sua própria vida passada nem uma origem que lhe seja conhecida. Mas isso pode ser uma questão de vidas anteriores, uma questão de karma. *Karma* é uma palavra sânscrita para ação, para causa e efeito e para equilíbrio.

As duas polaridades deste arquétipo são pertencer e alienar-se. O respeito aos ancestrais e o amor e lealdade familiar integram o princípio do pertencer. Nascemos numa família. Nessa família, aprendemos as regras de conduta apropriada para a cultura a que pertencemos. Se aprendemos regras e hábitos viciados, precisamos reavaliar o nosso agir à luz da nossa vida adulta. Na fase de crescimento, freqüentemente queremos pertencer a um determinado grupo, com tanta obstinação que abandonamos o nosso próprio sistema ético e assumimos as normas do grupo. Quando o grupo é saudável, não há problema; caso contrário, teremos dificuldades.

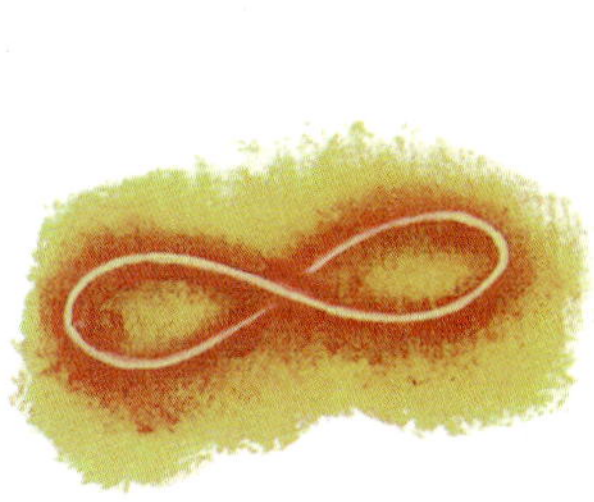

Não podemos sacrificar tudo para pertencer a alguém ou a algo. Muito tempo vivido nessa extremidade do *continuum* traz como conseqüência uma veneração exacerbada da própria raça e o desenvolvimento de uma mentalidade do tipo "nós-eles" – isto é, "nós" estamos sempre certos; "eles" estão sempre errados.

Na outra ponta do espectro, está a alienação. Se nos afastamos indevidamente da nossa família, ou se não aderimos às normas de um grupo saudável, nós nos alienamos e nos isolamos. Vivemos à margem da sociedade e, em geral, nos distanciamos também de nós mesmos. Como conseqüência, não temos um sistema ético claro, não temos padrões com os quais comparar o nosso comportamento. Estamos perdidos. Um equilíbrio saudável entre lealdade falsa e isolamento interior ou exterior é a chave para este arquétipo.

SE TIRAR ESSA CARTA numa leitura, medite sobre o significado e sobre outras possíveis dimensões do tempo. Você é solicitado a examinar o seu relacionamento com sua família de origem.

O que na sua vida parece não pertencer à sua história pessoal, e no entanto pode lhe ser "inato"? Pense sobre isso e anote suas respostas no diário. Além disso, se quiser também fazer uma leitura das cartas de Reiki com relação a esse assunto, embaralhe as cartas e corte-as em dois maços. Formule a pergunta e tire uma carta do maço à sua esquerda; em seguida, tire outra carta do maço à sua direita, para obter uma resposta. Com base na resposta, faça outra pergunta. Continue esse processo até ficar satisfeito. O resultado será um diálogo com a sua orientação interior sobre essa questão.

Se a carta estiver na POSIÇÃO CORRETA, você se sente bem pertencendo aos grupos sociais de que faz parte. Se houver algo a reparar na relação com a sua família de origem, ou com a sua família de escolha, ou com os seus amigos, faça isso esta semana.

Se a carta estiver INVERTIDA, talvez você esteja se sentindo alienado de si mesmo ou sem contato com suas raízes mais profundas. Vá ao cemitério e visite alguns dos seus entes queridos que já foram para a eternidade. Fale com eles. Eles podem ajudar.

AFIRME, sentindo: "Ao pronunciar a palavra *zonar*, minha intenção é curar tudo aquilo com que eu possa ter vindo a este mundo. Peço a meus antepassados que se dignem ajudar-me nesta ação."

MEDITAÇÃO ZONAR

- Entre no átrio da sua mente. Aí você encontrará uma escada de pedra com dez degraus. Conte os degraus lentamente, na ordem inversa, de dez a um. Ao descer a escada, você penetra numa névoa branca que imediatamente o envolve por completo. Você se sente seguro e confortável nesse lugar.
- Uma porta surge à sua frente. Você se sente impelido a abri-la e entrar. Ao entrar, a névoa branca se dissipa e você se vê diante de uma longa mesa cheia de objetos e situações da sua vida atual.
- Examine o que aí está, e em seguida pegue aquilo que mais o perturba. Você precisa de uma resposta a uma pergunta. Escreva a pergunta com um pincel preto sobre um grande quadro branco. Visualize a situação que o está perturbando. Enquanto observa, a névoa branca volta a invadir a sala.
- Quando a névoa desaparece, você se dá conta de que está na vida em que esse problema surgiu. Observe e veja o que acontece.
- Volte pelo mesmo caminho por onde entrou. Agora, ao subir as escadas, conte lentamente de um a dez. Registre sua experiência no diário.

6. DAI KO MYO: CURA ESPIRITUAL

Toda cura tem uma causa, uma raiz espiritual. Cuide da sua saúde no nível espiritual.

Dai Ko Myo é um dos quatro símbolos originais vistos pelo Dr. Usui na montanha, e é o mais elevado dos símbolos do Reiki. Quem usa esse símbolo realiza a cura por amor aos outros, com intenção pura.

Existem duas formas de Dai Ko Myo. Uma é o símbolo tibetano-japonês tradicional dado ao Dr. Usui. A outra foi canalizada pela mestra de Reiki Diane Stein (autora de *Essential Reiki**). No trabalho de Cura do Reiki Arquetípico, Dai Ko Myo é usado como mantra.

As forças que se opõem neste arquétipo são o despertar e o sono-transe. O estado desperto é um estado de consciência em que estamos total e completamente conscientes de que somos seres espirituais em forma humana e de que todos somos Um. Uma pessoa que conseguisse viver nessa extremidade do *continuum* seria um mestre ascensionado. Mestres ascensionados são os que alcançaram a iluminação e passaram pelo véu (morreram para as coisas terrenas). Se vivêssemos nesse estado, não precisaríamos em absoluto estar em forma humana. Podemos ter um vislumbre desse estado de espírito quando chegamos ao âmago da nossa personalidade e da personalidade das outras pessoas e nos relacionamos no nível da alma. Não conseguiríamos viver no plano terreno se fizéssemos isso sempre.

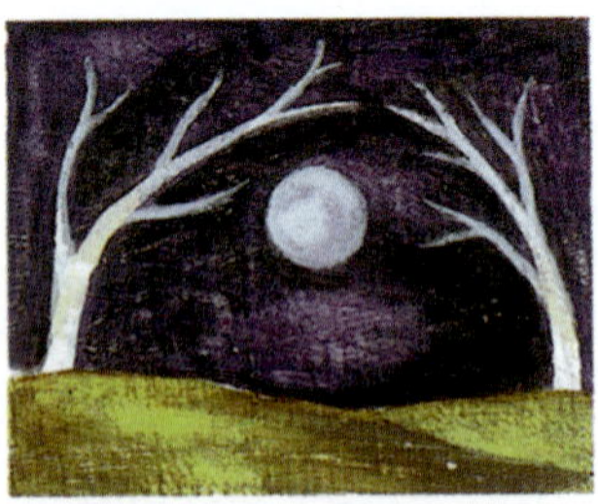

Na outra extremidade do espectro estão os que vivem perpetuamente num transe, o transe dos "zumbis", dos "mortos-vivos". Nesse estado, as pessoas não têm conhecimento da sua

* *Reiki Essencial*, publicado pela Editora Pensamento, S. Paulo.

espiritualidade e acham que tudo o que existe é o mundo material dos cinco sentidos. A maioria das pessoas entra nesse transe quando precisa realizar tarefas repetitivas, sem sentido. Dizemos então que estamos "no piloto automático". Ficamos "entorpecidos". Não podemos viver em excesso ou durante muito tempo nessa extremidade. Precisamos ir em direção ao meio, onde podemos ver a luz brilhante do despertar e sentir a alegria do contato com o espiritual, mas ainda assim tendo consciência de nossa natureza humana, aceitando-a e valorizando-a.

SE VOCÊ TIRAR ESSA CARTA numa leitura, é hora de aplicar um tratamento Dai Ko Myo diário em si mesmo. Localize no ombro, junto à omoplata, a concavidade formada pelos ossos. Massageie esse ponto com as pontas dos dedos da mão contrária e com movimento no sentido horário. Ao terminar, feche um pouco o punho e bata de leve no peito, logo acima do esterno, umas 15 vezes. Embora o timo, no adulto, esteja atrofiado esse exercício estimulará o chakra do coração, além de ser excelente também para o sistema imunológico.

Se a carta estiver na POSIÇÃO CORRETA, você está consciente e desperto para a sua espiritualidade. Realize suas práticas religiosas diariamente. Talvez você viva demasiadamente em sua cabeça – isto é, no mundo do espírito. Nesse caso, você pode estar ignorando emoções importantes. Aproxime-se do centro, para que sua espiritualidade possa se expressar através do corpo.

Se a carta estiver INVERTIDA, é possível que você entre em transe com freqüência. Isso significa que você aprendeu a dissociar a atenção da realidade física. Caso viva nesse estado durante muito tempo ou com muita freqüência, você não terá consciência suficiente para fazer o trabalho necessário para o desenvolvimento espiritual.

AFIRME, sentindo: "Peço a cura na raiz espiritual de toda doença. Meu sistema imunológico é forte e saudável."

MEDITAÇÃO DAI KO MYO

- Você está diante de uma porta prateada. Passe por essa porta e entre no seu corpo. Desloque-se para um sistema de órgãos por vez. Dirija-se às emoções que você esteve sentindo recentemente. Agora, entre na sua mente. Dirija-se aos pensamentos que esteve alimentando recentemente. Não se apegue a nada que possa sentir.
- Na entrada da sua mente, você encontra uma porta dourada e se sente impulsionado a passar por ela. Estenda a mão e gire a maçaneta dourada. Ao atravessar a porta, você vê um mundo de espíritos ao seu redor. Você também está aí na forma de espírito. Ao olhar para o seu próprio espírito, você nota algumas manchas negras na luz que é você. Examinando essas manchas, numa delas você encontra a sua falta de fé em Deus e no mundo do espírito. Parece que você não tem mais a confiança de outrora de que tudo estará bem. Você fica muito triste pela sua falta de fé e decide fazer alguma coisa a esse respeito.
- Você então se aproxima de um altar especial que está no mundo do espírito. Sobre o altar, há um vaso de flores belas, frescas, perfumadas, e uma chave. As flores servem para lembrar-lhe que você é da terra e que, como elas, um dia será reciclado.
- Você pega a chave e sabe, no seu íntimo mais profundo, que essa é a chave para o seu coração. Você coloca a chave sobre o coração e faz esta oração: "Embora eu geralmente caminhe sem rumo por um vale escuro e assustador, eu quero, de todo meu coração, abrir-me ao Teu Amor. É nos tempos de maior cegueira que me movimento na fé. Eu quero que esse dia continue existindo, embora eu não consiga ver o meu caminho. Espero que Tua Luz e Amor me mantenham aquecido e seguro. Obrigado."

7. REIKI: CURA PELA ENERGIA ESPIRITUAL

A energia Reiki vai para onde ela é necessária, levando todos os níveis de existência – corpo, mente, coração e espírito – ao equilíbrio, à harmonia.

Reiki é o nome que o Dr. Usui deu ao seu "sistema de cura natural". (No Japão, a pronúncia é *lei-ki*, uma vez que o fonema "r" não existe na língua japonesa.) *Reiki* significa Energia Universal (a Mente Divina) unindo-se com a energia da força vital (a consciência humana).

Os dois pólos desse arquétipo são totalidade e fragmentação. Quando operamos no extremo da totalidade, podemos pensar que temos o "quadro completo", quando o que temos na verdade é outra *gestalt* (uma configuração tão compacta que suas partes não podem ser separadas). Quando obtemos informações novas ou diferentes, toda a nossa *gestalt* se altera, passando a formar um quadro totalmente novo. É assim que aprendemos. É possível que só Deus veja "o todo".

Ou podemos ver um quadro todo deformado. Velhas idéias, velhas noções, velhos conceitos são freqüentemente aceitos como absolutos, quando talvez já tenham perdido toda a sua eficácia. Não devemos ser complacentes e presunçosos com relação à nossa totalidade. Precisamos manter certo distanciamento em relação a ela.

No outro extremo, está a fragmentação. Ser fragmentado é doloroso, no entanto, é necessário romper padrões antigos para que novas formas possam emergir. É necessário o caos para que a criação ocorra. As sementes do início estão no fim. Quando nossos sonhos foram estilhaçados,

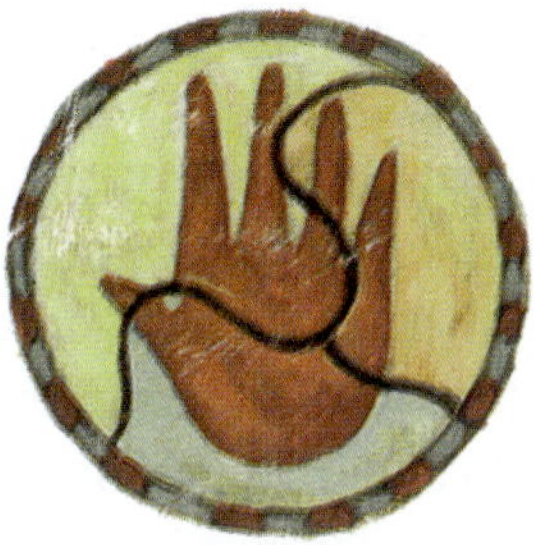

quando nos sentimos fragmentados, precisamos agarrar-nos a algo que seja estável na nossa vida e saber que forças inconscientes estão em ação para criar outra totalidade.

SE TIRAR ESSA CARTA, dê condições para que a energia Reiki entre no seu ser. Sinta o ki fluindo no seu corpo-mente-alma. Envie o seu ki para alguém que esteja em necessidade.

Se a carta estiver na POSIÇÃO CORRETA, seu ki flui livre e naturalmente pelo seu sistema.

Se a carta estiver INVERTIDA, pode haver um bloqueio em algum ponto. Examine minuciosamente seu corpo-mente para ver onde você se sente bloqueado. Você saberá intuitivamente onde está preso.

AFIRME, sentindo: "Respeito o meu ki sagrado e facilito o fluxo da energia Reiki para todo o meu ser e para os outros, com amor e respeito."

MEDITAÇÃO REIKI

- Você está sentado diante de um espelho. O espelho reflete alguém. Você acha que deve ser você mesmo. É você, de fato, mas um você que não é deste mundo. É o seu melhor você, a sua essência mais elevada.
- Você reconhece o reflexo à sua frente como o seu Eu Superior. O seu Eu Superior segura o símbolo do *rei* na mão direita e o símbolo do *ki* na mão esquerda. Veja os símbolos à sua frente. Perceba a cor, a forma e, então, estenda o braço e toque os símbolos. Que sensação eles transmitem?
- O seu Eu Superior leva *rei* até acima da sua cabeça, logo acima do chakra da coroa. No mesmo instante, você sente o amor mais poderoso e misterioso, e muito calor, conforto e paz, pois ele

derrama uma poeira estelar impregnada de amor, calor, conforto e paz sobre a sua cabeça.

- Essa Chuva Sagrada penetra na sua cabeça e enche todo o seu corpo com luz dourada e amor.
- Agora, o seu Eu Superior segura o *ki* junto aos seus pés desnudos e, no mesmo instante você sente uma onda de fogo ardente, líquido, entrar pelos seus pés e subir pelo seu corpo, enchendo-o totalmente com uma energia e vitalidade intensas, como você jamais sentiu antes.
- Cheio da energia de cura milagrosa do Reiki, você volta ao seu ponto de meditação e leva essa energia com você ao longo do dia.

8. A BUSCA DA VERDADE: PEREGRINAÇÃO

A busca da verdade implica total honestidade emocional e espiritual com relação aos acontecimentos da sua vida. Faça um levantamento do que cabe a você na criação da situação em que você se encontra.

A busca da verdade é representada pelo criador do Reiki, Mikao Usui. O Dr. Usui só ficaria satisfeito com a verdade absoluta da cura, e por isso empreendeu uma difícil peregrinação à montanha sagrada para aprender a curar. Enquanto lá permaneceu, ele recebeu a Verdade da cura do Reiki. Seguindo o exemplo do Dr. Usui, todos podemos realizar a nossa própria peregrinação para viver uma verdadeira vida de autenticidade.

As polaridades deste arquétipo são autenticidade e negação. Uma pessoa autêntica vive de acordo com os padrões ou critérios que descobriu serem verdadeiros e reais. Um problema decorrente de viver completamente nessa ponta do espectro é que você pode convencer-se da existência de uma só Verdade. Mas você precisa aprender a aceitar a Verdade das pessoas e a amar o eu autêntico dos outros, mesmo que não consiga "gostar" desse eu. Precisamos aprender a buscar a Verdade como o fez o criador do Reiki, e perscrutar as profundezas para encontrar o sentido do que está acontecendo.

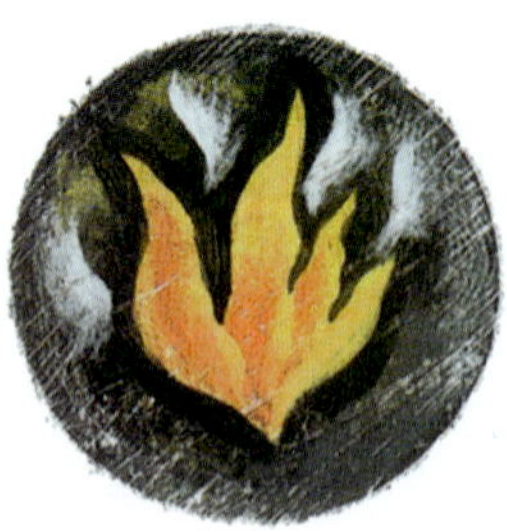

Por outro lado, quando vivemos na negação, vivemos na Mentira. Recusamo-nos a aceitar a verdade na nossa situação. Recusamo-nos a aceitar os defeitos e imperfeições em nós mesmos e nos outros. Não aceitamos que a nossa natureza humana seja menos do que perfeita. O mais importante ao dizer a verdade é dizer a nós mesmos a verdade como a vemos. Verdade não é apenas dizer a verdade; é viver a Verdade da forma mais autêntica, genuína e real.

SE TIRAR ESSA CARTA numa leitura, você tem a graça de receber as bênçãos do Dr. Usui. Você está na sua busca pessoal da Verdade. A peregrinação pela Verdade pode ser feita fisicamente ou por meio da meditação e da visualização.

Se a carta estiver na POSIÇÃO CORRETA, você está pronto e disposto a examinar a sua vida e a assumir a responsabilidade de mudar o que não gosta.

Se a carta estiver INVERTIDA, você precisa buscar mais honestidade emocional. Isso significa que você precisa encarar o que talvez esteja negando. Ser espiritualmente honesto significa perceber os momentos em que você diz "Não posso", quando de fato quer dizer "Não farei".

AFIRME, sentindo: "A verdade que procuro é a Verdade Sagrada, a minha verdade."

MEDITAÇÃO EM BUSCA DA VERDADE

- Como preparação para sua jornada em busca da Verdade, peça ao espírito do Dr. Usui que esteja com você e o guie. Defina uma data para iniciar essa peregrinação e, durante um mês (ou um ano) antes desse prazo, coma somente alimentos nutritivos, beba água limpa, pura, e exercite o corpo físico, tudo para ter resistência no seu empreendimento – e para tornar o seu corpo sagrado.
- Dirija-se ao deserto, a uma montanha, ao mar, a uma floresta – enfim, a um lugar que você sente ser um ponto de poder sagrado na terra. Encontre a sua cachoeira sagrada.

- Dispa suas "vestes mundanas". Ao entrar no arco-íris da cachoeira, deixe que todo sentimento negativo saia do seu corpo. Leve à tona sentimentos de culpa, vergonha, medo, decepção, traição e desespero, e deixe que as águas curativas os escoe para a terra, onde são neutralizados.
- À medida que os pensamentos negativos afluem à mente, deixe que a cachoeira da cura os purifique: "Você não é bom o suficiente. Não há [tempo, dinheiro, saúde, amigos, amor] suficiente." Veja os pensamentos negativos rolando com a água e entrando no lago do amor de Deus, onde são neutralizados.
- Agora, toda carência da sua vida é suprida. Ninguém pode prejudicá-lo ou magoá-lo. A cachoeira do arco-íris limpa, purifica e leva embora toda doença do espírito que você sente dentro de você. Você se sente renovado, recriado, revitalizado. Você livra-se de tudo do seu passado e se dispõe a começar tudo novamente.
- Vestindo roupas novas e limpas e sapatos novos, e levando alimento fresco e água pura suficientes para todo o tempo de sua viagem, você parte para o seu destino.
- A etapa seguinte da sua jornada acontece quando você chega à montanha. Comece a longa e difícil escalada espiritual. Ao chegar ao meio do caminho, você ultrapassa o ponto sem volta e compreende que agora, por bem ou por mal, está comprometido com esse caminho. Prossiga sua caminhada, superando todas as tempestades e diferentes climas da montanha.
- Enquanto avança, solte mais e mais os pensamentos e sentimentos e o medo espiritual do seu passado. Você está se desfazendo do passado, irremediavelmente. Esvazie-o mais e mais.
- No topo da montanha, você vê o Sol em toda a sua glória. Sinta o calor vivificador e os raios curativos do astro do dia. Nes-

se momento supremo da sua jornada espiritual, sente-se e faça um ritual de agradecimento.

- Durante 21 dias, você jejua, medita, reza e contempla a natureza da Verdade.
- No final desse período, você recebe um presente extraordinário: a sua Verdade. Ele pode aparecer em forma simbólica ou pode ser um objeto concreto ou uma idéia.
- Livre-se da mentira e ouça a sua Verdade agora.
- Escreva a Verdade no seu diário e viva autenticamente com a Verdade no seu coração.
- Volte para a sua comunidade, levando a sua Verdade com você para partilhá-la com aqueles que você ama e influencia. Celebre e alegre-se, pois você voltou com mais do que partiu.

9. IDEAIS DO REIKI: DISCIPLINA EMOCIONAL

Os ideais do Reiki são indicações para viver com bênçãos e abundância. Sinta a abundância à sua volta.

Depois de sua experiência espiritual no Monte Kuriyama, o Dr. Usui começou a trabalhar com a energia de cura do Reiki. Ele então desenvolveu cinco ideais para a "arte secreta de atrair a felicidade". Os cinco ideais dizem respeito à vida no momento presente, ao agora, e geralmente são enunciados da seguinte forma:

Somente por hoje, não se irrite.

Somente por hoje, não se preocupe.

Somente por hoje, trabalhe diligentemente (trabalho interpretado como prática de meditação).

Somente por hoje, seja bondoso com todo ser vivo.

Somente por hoje, seja agradecido.

Os dois extremos deste arquétipo são equanimidade e reação exagerada ou insuficiente. Quando reprimimos nossas emoções, adoecemos física, emocional ou espiritualmente. Quando vivemos nessa extremidade do *continuum*, sequer reconhecemos ou distinguimos as nossas emoções; que dizer então de expressá-las. Raiva, preocupações e sentimentos de escassez se manifestarão no nosso comportamento se não os reconhecermos e expressarmos ou se costumamos ter explosões emocionais que magoam os que nos rodeiam, e a nós mesmos, e não fizermos nada para resolver o problema. Precisamos encaminhar-nos para o centro e expressar nossas emoções com propriedade, realismo e cuidado.

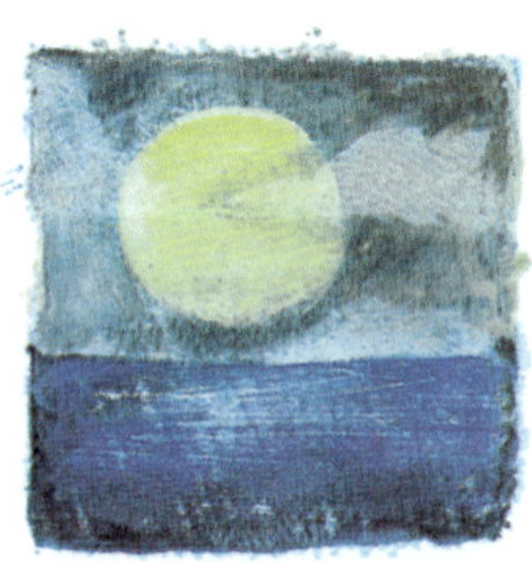

Equanimidade ou disciplina emocional não é uma questão de obediência ou de punição, mas de treinamento. As emoções podem ser treinadas para servir à nossa espiritualidade. Se as nossas emoções não são disciplinadas ou treinadas, ficamos confusos com relação aos princípios espirituais na nossa vida. Com as emoções em nossas mãos, estamos livres para nos desenvolvermos espiritualmente.

SE TIRAR ESSA CARTA numa leitura, você está sendo aconselhado a observar o seu comportamento durante a semana. Veja com que freqüência você vive no momento presente, no agora. Observe se você vive num passado de que não consegue se libertar, ou se num futuro que não consegue controlar.

Se a carta estiver na POSIÇÃO CORRETA, você tende a engolir seus sentimentos e com freqüência não sabe como se sente num dado momento. Você é lento para expressar seus sentimentos, e isso pode causar-lhe problemas com os que lhe estão mais próximos.

Se a carta estiver INVERTIDA, você provavelmente maltrata a si e aos outros com suas explosões emocionais. Você pode se sentir no controle e mesmo poderoso quando faz isso, mas essa é uma forma efêmera e prejudicial de controlar os que o cercam. Movimente-se em direção ao centro.

REFLITA e perceba se as suas emoções estão em sintonia com a sua alma. A alma é compassiva e gentil em suas respostas aos outros e a si mesma. Se você for exagerado ou inibido com relação às orientações dos cinco ideais, você é solicitado a mudar a sua resposta. A reflexão sobre a abundância pode ajudá-lo. Tente o seguinte: Há uma maneira simples de harmonizar-se com a energia vital de modo a sentir abundância ao seu redor. Ponha-se de pé durante três minutos, com os pés um pouco afastados um do outro, com os braços e mãos estendidos para os lados, a palma esquerda voltada para cima e a direita para baixo. A energia ki que o envolve entra pela palma esquerda e flui pelo coração e pelo plexo solar, carregando todo o seu corpo; o excesso se escoa pela mão direita.

A parte da manhã é rica em energia; o entardecer traz descontração. Agora, concentre toda a sua atenção em ser bem-sucedido em tudo o que faz e próspero em tudo o que você é.

AFIRME, sentindo: "Apenas por hoje, sou tranqüilo, calmo, dedicado, bondoso e agradecido por toda a abundância da minha vida."

MEDITAÇÃO SOBRE OS IDEAIS DO REIKI

- Você vai fazer uma viagem especial, uma viagem de amor e paz. Você vai para uma montanha especial, sagrada, muito distante. Será um percurso longo e penoso, cheio de obstáculos e dificuldades. Você precisa estar bem-preparado e descansado para poder empreender essa jornada da verdade.
- Logo antes de embarcar, você se dá conta de que está levando cinco grandes sacos de viagem. A bem da verdade, algo lhe diz que você sempre esteve carregando esses sacos. Então você recebe a orientação interior de que chegou a hora de abri-los e ver o que eles contêm.
- Você abre esses sacos, um por vez. No primeiro, você encontra a sua raiva. Toda a sua grande raiva, todos os ressentimentos que o corroem, as decepções amargas, as pequenas irritações, que se tornaram grandes com o passar do tempo, a fúria incontrolável determinada a vingar-se, tudo está nesse saco. Você toma a decisão consciente de esvaziar esse saco. Você encontra um penhasco e joga escarpa abaixo todo o conteúdo desse saco, e em seguida o próprio saco. Você se sente um pouco mais leve. Mas há outros quatro sacos.
- Você abre o segundo saco e vê dentro dele todas as suas triviais preocupações, seus medos paralisantes, suas inquietações im-

portunas, que com o passar dos anos se transformaram em grandes medos e culpas. Você toma a decisão consciente de esvaziar esse saco em outro penhasco. Ao lançá-lo para longe de si, você se liberta de todos os medos que estiveram impedindo o seu avanço. Você se sente bastante mais leve.

- No terceiro saco você encontra a sua relutância em meditar de modo apropriado e sistemático. Dentro desse saco, estão suas distrações, sua tagarelice vazia, sua indolência e todas as outras coisas que o mantêm afastado da sua Fonte. Rapidamente, sem pensar, você joga o saco e todo seu conteúdo do alto de outro penhasco.
- Há um quarto saco a encarar. Nele você vê todos os seres vivos, inclusive partes de você mesmo, com relação aos quais você praticou atos de desconsideração, de desrespeito, ou que negligenciou devido ao seu próprio descuido. Todos esses seres vivos estão chorando. Você também se comove, enquanto os retira do saco, um a um, toma-os no colo e os afaga, sussurrando seu arrependimento.
- À medida que vão se recuperando, esses seres saem correndo de volta ao lugar de onde vieram; eles não estão mais confinados por seu desrespeito por eles. Você se sente muito melhor e muito mais leve, e chega a pensar que pode prosseguir. Mas alguma coisa o detém: o último saco.
- Esse, naturalmente, é o saco da ingratidão. Nele estão todas as suas queixas, a sua autopiedade, as suas crenças na escassez. Você tira tudo isso de dentro dele e o enche com gratidão pela abundância que recebeu; depois disso, você deixa o saco aberto para que outra pessoa o encontre. Agora você está livre e feliz para continuar a sua jornada até a montanha. A paz e o amor o acompanhem. Amém.

10. INTENÇÃO E PROPÓSITO: PUREZA E CLAREZA

Medite sobre a lei metafísica que diz que tudo o que você deseja para os outros volta a você decuplicado. Não se pede que você seja perfeito; seja apenas vigilante.

Intenção e Propósito, juntamente com o Desejo, formam a base de toda disciplina espiritual, e são necessários para que a cura se processe. Quando usamos a energia de cura do Reiki, é a nossa intenção e propósito que favorecem o fluxo livre dessa energia.

Quando Deus, com intenção e propósito, criou o mundo a partir de sua própria energia, este se materializou. Somos parte desse Deus ou Poder. Somos co-criadores. Devemos co-criar com grande humildade, respeito e responsabilidade.

As polaridades deste arquétipo são pureza ou clareza e falta de propósito. Não conseguimos viver como se tivéssemos uma intenção absolutamente pura e total clareza de propósito. Somos seres humanos, e agir como se fôssemos perfeitos seria viver uma mentira. Precisamos nos esforçar, porém, e fazer todo o possível para não nos deixarmos macular. Precisamos movimentar-nos para o meio desse *continuum*.

No extremo oposto do espectro estão o caos, a má vontade e a falta de objetivo. Mas não podemos aceitar isso como norma. Se tudo está caótico, talvez nós mesmos estejamos criando o caos. Embora nem todo caos seja negativo, não podemos viver nessa situação o tempo todo. O caos precede a criação; por isso, se tudo parece caótico, pode haver uma reluzente luz na extremidade oposta.

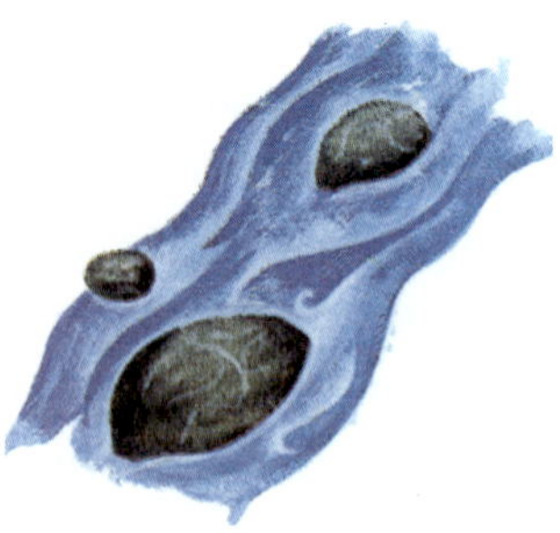

Se tudo é acaso e nada tem importância, nossa vida deixa de ter um objetivo e entramos em depressão e desespero. Precisamos observar a nossa intenção e movimentar-nos em direção ao centro. Precisamos buscar o equilíbrio.

SE TIRAR ESSA CARTA numa leitura, você é solicitado a examinar seus motivos para ter certeza de que suas intenções não estão contaminadas com a sua própria ambição e de que seus desejos vão ao encontro do propósito maior da sua alma.

Se a carta estiver na POSIÇÃO CORRETA, você está agindo com intenção bastante pura, e seu objetivo está em harmonia com as aspirações mais elevadas da sua alma.

Se a carta estiver INVERTIDA, você pode estar contaminando a situação de cura com suas intenções e desejos confusos. Examine seus motivos mais profundamente.

AFIRME, sentindo: "Peço que minhas intenções sejam puras e o meu objetivo claro. Que essa cura aconteça para benefício do objetivo mais elevado da minha alma e da Mãe Terra."

MEDITAÇÃO DA INTENÇÃO E PROPÓSITO

- Você é uma grande taça, prestes a receber a orientação dos mestres e professores de Reiki.
- Você está numa sala resplandecente com a clara luz branca do Espírito. A luz branca reflete o amor e a cura enviados pelos seres mais santos da terra. No âmago da luz, você vê claramente o propósito do seu trabalho de Reiki Arquetípico.
- A Montanha Cósmica dos seus sonhos derrama água límpida e pura na taça que é você. A água e a luz são claras, puras, livres de desejos suspeitos e desembaraçadas de apegos terrenos.
- Embora você não "saiba" conscientemente qual seja o objetivo mais elevado da sua alma, você está contente por ser o veículo que sua alma utiliza para expressar o objetivo que a anima. Você agradece à Fonte as dádivas que recebeu por meio do trabalho com o Reiki Arquetípico.

11. BASE E EQUILÍBRIO: FUNDAMENTO

Pense um pouco sobre o desequilíbrio. De que modos você pode estar em desequilíbrio? Somente quando estamos sobre uma base sólida – enraizados na sensação, no sentimento, na ação e na firmeza do mundo material – é que podemos curar.

Ter base é um princípio importante em todo trabalho com energia. Ter equilíbrio é o objetivo de toda prática espiritual. Quando aplicamos ou recebemos Reiki, nosso sistema energético entra automaticamente em equilíbrio: se estamos muito "frios", o Reiki nos aquece; se estamos muito "quentes", o Reiki nos refrigera.

Nossos principais canais de energia percorrem verticalmente o nosso corpo, enquanto correntes mais sutis seguem em outras direções. Esse pólo centrado na terra nos mantém ligados a ela e em equilíbrio com o mundo natural em que vivemos. Damos o nome de base ao contato energético feito por intermédio do corpo. Ter base significa estar consciente de que o nosso corpo está ligado à terra; a base propriamente dita se forma no contato firme que fazemos com a terra por meio dos nossos pés e pernas. Todo excesso de energia se escoa para o solo. Sentimos, então, que podemos ficar firmes sobre nossos dois pés e avançar na jornada da vida.

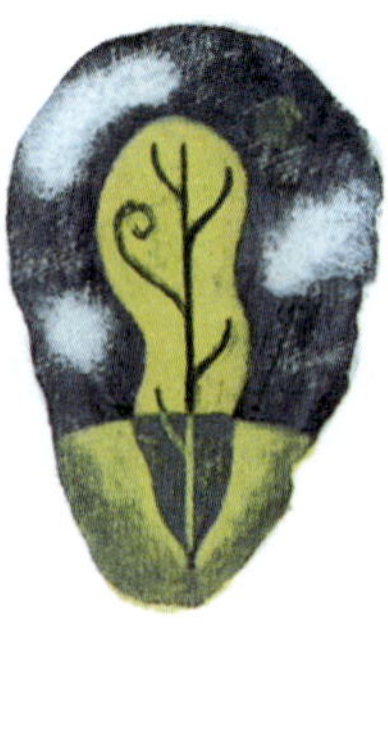

Somente assentando-nos sobre bases sólidas é que podemos estar presentes, determinados e ser dinâmicos. Somente enraizando-nos na sensação, no sentimento, na ação e na solidez do mundo material é que podemos começar a elevar a nossa consciência. Desligada do corpo, a consciência é ampla demais, excessivamente vaga e vazia para ser útil ao nosso desenvolvimento espiritual.

Mas quando ela está ligada ao corpo, temos um fluxo de energia dinâmico através de todo o nosso ser. Ficamos "conectados" com o sistema.

As polaridades deste arquétipo são: centrado e disperso. Quando estamos centrados, sentimo-nos inteiros e completos. Precisamos ser capazes de responder ao mundo ao nosso redor, e não ignorar seus apelos legítimos. Quando estamos centrados, temos um ponto de referência, e então sabemos onde ele está e como chegar a ele. Se o *stress* e a tensão da vida diária nos levam ao desequilíbrio, sabemos como voltar ao centro de maneira saudável.

Com a nossa energia dispersa, pouco realizamos e vivemos num constante estado de sobressalto. Na ocorrência de um trauma, nossa energia se dispersará, e se a situação se prolongar, podemos inclusive ficar fragmentados. Não podemos viver num estado de crise crônica; os problemas precisam ser resolvidos para podermos voltar ao nosso centro. Tendo Deus como nosso centro, não precisamos ter medo. Aproxime-se da outra extremidade.

SE TIRAR ESSA CARTA numa leitura, há algum desequilíbrio em você. Talvez um trauma o tenha atingido e dissipado a sua energia. Você precisa realizar um ritual para recuperar a harmonia.

Se a carta estiver na POSIÇÃO CORRETA, você se mantém centrado a maior parte do tempo. Continue assim. Mantenha-se também fisicamente em contato com a Mãe Terra.

Se a carta estiver INVERTIDA, você está precisando de equilíbrio na sua vida. Talvez você precise fazer algum exercício para reconstituir a sua base. Procure fazer o seguinte: Posicione-se com os pés separados pela largura dos ombros, com as mãos ao longo do corpo. Encontre o centro do corpo oscilando lentamente da direita para a esquerda e da frente para trás, até sentir um ponto calmo. Imagine que você é um carvalho com as raízes enterradas na terra e os ramos alcançando o céu. Conserve essa sensação durante toda a semana.

AFIRME, sentindo: "Estou firmemente ligado com o solo da Mãe Terra. Estou equilibrado na minha vida."

MEDITAÇÃO DA BASE E EQUILÍBRIO

- Você está sentado a uma mesa num lugar que lhe é familiar. Sobre a mesa está um grande quebra-cabeça, que representa as partes significativas da sua vida. O quadro não está completo; faltam algumas peças. No quadro, você vê os momentos da sua vida em que o sopro do Espírito o preencheu; os momentos em que você passou pelo túnel escuro e sem fim; os momentos em que você se precipitou num buraco sem fundo; os momentos em que você se apaixonou – por uma pessoa e pela vida. Está tudo aí.
- Você se senta, revivendo essas partes, contemplando, pensando sobre o que tudo isso significa. Você sente certa urgência em chegar a um estado de paz consigo mesmo.
- De repente, uma porta se abre e o vento forte que invade a sala espalha as peças do seu quebra-cabeça. Todas as peças da sua vida se dispersam pelo chão. Freneticamente, você tenta recolhê-las, mas o vento sopra com força ainda maior. Seu coração esmorece enquanto você procura enfrentar o vento da mudança.
- Durante muito tempo, você vai recolhendo as peças espalhadas. Durante dias, semanas, meses e mesmo anos. Você se lamenta e se queixa. Enche-se de raiva. Reza. Tenta imaginar logicamente que peças se encaixam em que lugar. Você pede a opinião das pessoas. Nada resolve! Você desanima.

- Finalmente, você se rende ao que é. Você se rende ao que será. Você se senta no meio do caos em que a sua vida se transformou; abaixa a cabeça em sinal de rendição e chora. Enquanto as lágrimas caem, você entra naquele lugar calmo, sagrado, nas profundezas do seu ser.
- Um forte vento sopra novamente, mas agora vindo desse lugar profundo dentro de você. As peças espalhadas da sua vida se encaixam nos seus devidos lugares, e você vê o quadro todo. Sem fragmentos. Você ri. Você ri e celebra.

12. ORAÇÃO E MEDITAÇÃO: ABERTURA E FECHAMENTO

Examine como você reza. Procure deixar que pensamentos e sentimentos de amor e reconhecimento permeiem o seu ser. Isso é oração e meditação.

Oração e meditação são o fundamento de todas as disciplinas espirituais. Oração é você abrir-se à sua consciência superior de maneira ativa. Existem tantas formas de oração quantas são as necessidades humanas. Essas formas variam desde a oração solitária, silenciosa, contemplativa, sem características específicas, até recitações formais, exercícios verbais e visualizações específicas. É comum a idéia de que um ingrediente essencial para fazer a oração "funcionar" é o amor – compaixão, empatia e afeto profundo. O amor que liberta e que não se preocupa com o resultado.

A meditação nos liga com o nosso ser mais profundo e com a nossa Fonte. Ela cria um espaço dentro de nós para que o Espírito possa entrar e torna possível a transformação. De todas as práticas, a meditação é a mais eficaz para uma mudança em consciência. Na meditação, procuramos superar o controle da nossa mente consciente. Nós nos damos condições de relaxar e possibilitamos que nossas partes fragmentadas se juntem novamente para recompor o todo.

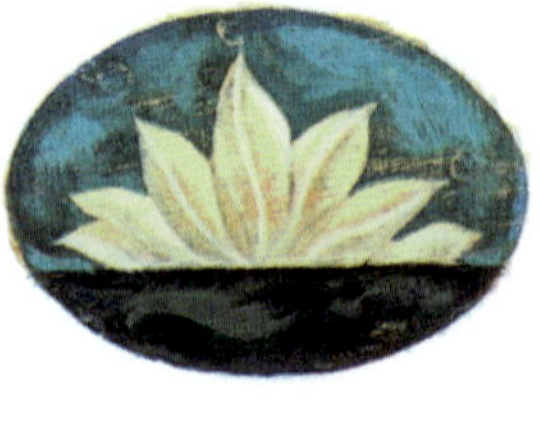

As polaridades deste arquétipo são abertura à comunicação divina e coração fechado. Quando nosso coração está aberto para o amor e nossa alma está aberta para Deus, estamos num lugar cheio de graça. Um lugar onde damos e recebemos. Damos a Deus e ao deus que está no outro. Mas quando damos ao outro de coração aberto, ficamos vulneráveis. Damos ao outro o poder de nos prejudicar ou de nos ajudar. Aqui, temos de cuidar para não ficarmos expostos a forças negativas do mundo material ou do mundo do espírito. Pedimos proteção e examinamos os nossos motivos.

Dar pode ser uma forma de controle, se formos abertos, extremados demais. Se damos nosso amor a Deus, não há garantia de que a nossa vida material seja perfeita. Se damos nosso amor a outra pessoa, não há garantia de que não sejamos magoados, pois faz parte da natureza humana tirar vantagem da generosidade do outro.

Se, por outro lado, ficamos com medo ou com muita raiva de dar com o coração, permanecemos fechados a qualquer bênção ou graça que possamos receber. Um coração fechado protege a pessoa dentro de si e afasta o perigo, mas também afasta o amor e a abundância.

A chave deste arquétipo é o equilíbrio, como aliás em todo Reiki Arquetípico. Precisamos aprender a dar e a receber como uma troca de energia.

SE TIRAR ESSA CARTA numa leitura, você está sendo solicitado a examinar o seu modo de rezar. Você pode estar rezando como uma criança, pedindo alguma coisa todos os dias, como se Deus fosse Papai Noel.

Se a carta estiver na POSIÇÃO CORRETA, a energia, isto é, a sua oração, é feita de pensamentos dados ou enviados com amor e muito carinho. Você está aberto à comunicação divina sob a forma de enviar ou receber.

Se a carta estiver INVERTIDA, você se distrai muito ao meditar e é muito ganancioso ao rezar. Observe a sua intenção ao rezar ou meditar. Ouça com atenção. Abra o seu coração.

Deixe que a sua oração flua através de você. Reze por amor, não por medo. Reze com a alma, não com o ego. Reze com o coração, não com a cabeça. Reze no tempo presente, como se o seu pedido já tivesse sido atendido. Reze assim: "Que eu seja um canal limpo para o teu amor."

AFIRME, sentindo: "Hoje faço uma oração que nasce no fundo da minha alma e medito sobre as dádivas que recebi."

MEDITAÇÃO DA ORAÇÃO E MEDITAÇÃO

- Você está totalmente aberto ao Divino. Seu coração é um espaço aberto, cheio de luz divina.
- Fique de pé, voltado para o leste. O Sol acaba de nascer. Ele enche o céu com o rosa-púrpura da sua magnificência. Extasie-se de admiração e reverência ao contemplar a majestade da natureza. Levante as mãos para o céu com as palmas abertas voltadas para cima. Enquanto você observa o Sol elevar-se acima das nuvens, seu espírito chega à culminância do arrebatamento e se prostra em profunda reverência.
- Envie todo o amor e beleza de que é capaz. E, então, ouça. Incline a cabeça e ouça em meditação silenciosa para que a voz do Espírito entre na sua alma. Ouça a mensagem. Preste muita atenção ao que você ouve.

13. CONFIANÇA NA ORIENTAÇÃO INTERIOR: NO REIKI E NO EU SUPERIOR

Repita esta afirmação ao longo da semana: Serei cortês e respeitoso comigo mesmo e com os outros. Manter-me-ei aberto à mudança e ao crescimento.

Hawayo Takata foi a primeira mulher a se tornar mestra de Reiki quando, seguindo sua orientação interior, com fé e confiança, viajou para Tóquio em busca da cura. Suas formas de ensinar e de tratar com Reiki eram muito variadas. Ela ensinava que a diversidade deve ser valorizada. Embora todos sejamos diferentes, podemos aprender a confiar. Sem uma confiança básica, tudo está perdido.

Neste arquétipo, temos os dois pólos da confiança e do cinismo. Quando confiamos no Universo, confiamos também nos nossos eus, especialmente no nosso Eu Superior. Confiar significa ter fé, ter confiança em que os eventos da nossa vida têm sentido e, geralmente, contribuem "para o melhor". O "melhor" pode ser o propósito maior da nossa alma, e não a necessidade do nosso ego. Não precisamos nos tornar cínicos para viver com equilíbrio.

O contrário da confiança é o cinismo. Em geral, o cínico é uma pessoa amarga, zangada, controladora. Ele acredita que todo mundo é movido pelo mais puro egoísmo, não havendo de fato Poder Superior cujo amor nos motive. Confiar é abandonar o controle, e o cínico não consegue fazer isso, pois acredita que ficaria entregue a um mundo insensível e cruel.

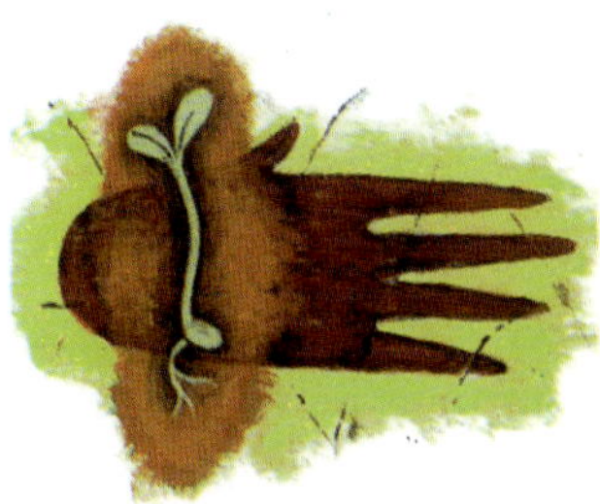

Conquanto seja verdade que a maioria das idéias precisa ser cuidadosamente examinada para ter seu mérito avaliado, não devemos ir ao extremo da desconfiança. Não precisamos nos tornar cínicos, mas temos de avaliar objetivamente algumas coisas e algumas pessoas. Se desconfiamos sistematicamente, não honramos nem respeitamos nada nem ninguém, e com freqüência desprezamos os outros por motivos insignificantes. Podemos aprender a viver em harmonia tanto com o exame cauteloso quanto com a confiança no nosso coração.

SE TIRAR ESSA CARTA numa leitura, é possível que lhe tenha sido necessário transformar uma tragédia pessoal numa situação de cura. Você é capaz de confiar em todas as tradições, de respeitá-las e honrá-las, mesmo que divirjam da sua.

Se a carta estiver na POSIÇÃO CORRETA, você está trabalhando bem a idéia de confiar na sua orientação interior. Além disso, você está aprendendo a confiar no Reiki Arquetípico.

Se a carta estiver INVERTIDA, você pode estar expressando, sem justificativa, uma desconfiança interior em si mesmo e no Universo. Examine os seus motivos.

REFLITA sobre o modo como você se expressa. Peça a um amigo próximo ou de confiança que lhe faça uma avaliação de suas formas de comunicação. Pergunte se as pessoas o consideram alguém de confiança.

MEDITAÇÃO DA CONFIANÇA NA ORIENTAÇÃO INTERIOR

- Você se transformou num ser gigantesco, maior que a Terra. Você é um xamã, capaz de assumir a forma que quiser. Você se projeta no espaço em torno da Terra e se precipita nas profundezas do solo, observando todo ser animado e inanimado que existe.

- Agora você é uma águia, asas abertas e olhar aguçado, capaz de ver o menor pontinho na superfície.
- Você vê um coelho e se transforma num tigre. Seu nariz fareja e suas orelhas se entesam. O coelho foge de você. Seu corpo se alonga e afina. Suas garras afiadas se cravam nas árvores para subir. Você espreita sua presa e...
- Você vê um elefante bebendo calmamente de um córrego refrescante da montanha. Seu nariz se transforma numa tromba ao sugar água e levá-la para a boca.
- Há uma rocha, uma montanha. Você se torna imóvel e rígido. Você é uma pedra.
- Agora você é enorme e alto. Você é uma montanha.
- Em rápida sucessão, você se transforma numa árvore e, logo, numa floresta.
- Você se movimenta pelos oceanos do mundo e se torna uma baleia, o maior mamífero da terra. Você observa a miríade de formas diferentes de vida no mar. Peixes, corais, algas, areias nas praias.
- Agora você vê os milhões de insetos e de outras formas minúsculas, microscópicas, animadas e inanimadas ao seu redor, desde o menor dos ácaros até o maior dos insetos do mundo.
- Depois de percorrer o mundo todo, o que mais o impressiona é a extraordinária diversidade de todas as formas animadas e inanimadas. Há ordem no Universo. Você respeita e reverencia profundamente tudo o que existe no Universo. Você confia no Universo nessa ordem.

14. TRANSCENDÊNCIA: ENTREGA AO SAGRADO

Trabalhe pelo bem comum. Seu sacrifício se tornará sagrado através do propósito claro e da intenção pura.

O Dr. Chujiro Hayashi, sucessor do Dr. Usui, mostrou-nos o significado do sacrifício que se torna sagrado quando preparou sua própria passagem (sua própria morte) de preferência a trair os ideais e tradições do Reiki. Assim, nós também precisamos aprender a sacrificar qualidades ignóbeis, como orgulho, arrogância ou cobiça, para viver uma vida de transcendência.

As forças em oposição neste arquétipo são transcendência ou entrega e derrota. Transcender significa ir além de um limite humano. Viver nessa esfera o tempo todo não é humanamente possível; e também não é desejável. Entregar nossa vontade à vontade de Deus é uma meta espiritual, mas não podemos evitar a responsabilidade pelas nossas ações humanas e pela nossa vida humana. Entregamos nossa vontade e transcendemos nossos eus humanos inferiores somente depois de termos feito tudo o que é humanamente possível para resolver uma determinada situação. Desse modo, teremos feito a nossa parte e cumprido o nosso acordo para nos encaminharmos para a espiritualidade através do nosso mundo material.

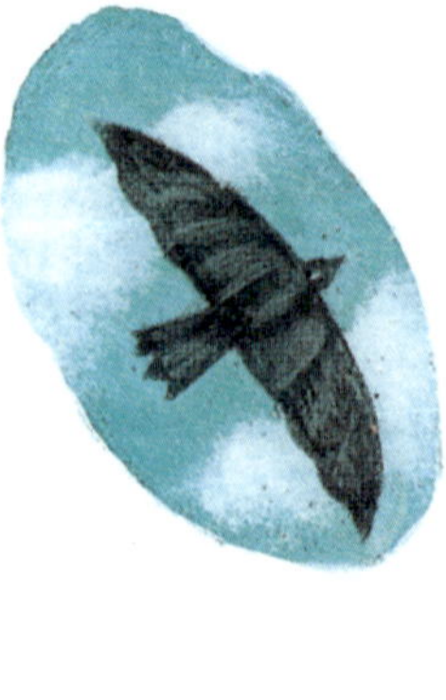

A transcendência tem como base a confiança. Se confiamos no mundo do espírito, submetemos nossa vontade à Vontade Única e, assim, transcendemos as preocupações terrenas. Por outro lado, sentimos a derrota espiritual quando nos prendemos a algo que já não tem mais eficácia, ou quando queremos manter o controle sobre outra pessoa. Mas não é apenas do controle sobre outros e sobre idéias que desistimos. Se não queremos uma derrota espiritual, precisamos aprender a entregar o nosso poder humano nas mãos do Espírito, do Tudo Que É, da nossa Fonte. Não existe derrota para a nossa alma.

SE TIRAR ESSA CARTA, talvez você seja chamado a fazer um sacrifício.

Se a carta estiver na POSIÇÃO CORRETA, você trabalha bem com o conceito de entrega e transcendência. Pode ser que você precise fixar-se mais à terra e aos princípios que a regem. Não se eleve em demasia. Mantenha os pés no chão e siga ao longo do *continuum* em direção ao centro.

Se a carta estiver INVERTIDA, não aceite a derrota dos seus princípios e ideais mais elevados. Talvez você esteja se apegando excessivamente a ideais e princípios antiquados ou obsoletos, e não está mais trabalhando para o bem de alguém que você ama.

REFLITA sobre o que você precisa fazer para se soltar. Essa entrega não é apenas soltar, mas também harmonizar a sua vontade humana com a Vontade Única. Trabalhe pelo bem comum.

AFIRME, sentindo: "Consagro o meu caminho do Reiki com boa vontade e alegria. Como é no alto, assim é embaixo."

MEDITAÇÃO DA TRANSCENDÊNCIA

- Recolha-se num lugar nas profundezas do seu ser, pois esta cerimônia mudará a sua vida.
- Faça um inventário de suas qualidades, características e atributos. Pense sobre os efeitos do trabalho com o Reiki Arquetípico na sua vida.
- Você se encontra num majestoso templo dourado, que reconhece como o templo da Grande Luz Irradiante. Você leu sobre ele e

sabe que nele vive o espírito dos mestres e professores de Reiki do passado. Você sabe que esse templo está dentro da sua alma.

- Sua veste cerimonial branca tem símbolos do Reiki bordados em ouro na frente e nos bolsos, e um grande Om dourado nas costas.
- Você se dirige para a sala do altar e se aproxima do grandioso altar do Reiki Arquetípico. Dois candelabros ladeiam o altar, e sobre ele estende-se uma fina toalha bordada com os mesmos símbolos que ornamentam a sua vestimenta. Uma fumaça eleva-se de um grande vaso cerimonial de prata no centro do altar. Você sabe que esse é o vaso do sacrifício nesse templo. Você se senta a uma mesinha ao lado do altar, pega a caneta e faz uma lista do que você precisa sacrificar: talvez o resultado de um certo projeto, talvez um relacionamento, quem sabe seu orgulho, arrogância, medo, necessidades do ego, ambição, ou qualidades, características e atributos a que não pode se apegar se quer progredir no caminho espiritual.
- Ao examinar o seu coração e a sua alma, você está pronto e disposto a sacrificar o que relacionou no papel. Você se sente profundamente humilde e confiante, certo de que essa cerimônia lhe será propícia.
- Ao levar o papel para o altar, você sobe três degraus, ajoelha-se e faz sua oração de entrega. Então você se levanta e leva sua lista até a chama da vela à sua direita. Você sente que, ao consumir o papel, a chama consome também o que você considera negativo no seu ser e o purifica.
- Você solta o papel em chamas, que representa o seu sacrifício, no vaso sacrificial. À medida que a fumaça sobe ao céu, você sente seu espírito elevar-se à transcendência. Você se sente limpo e purificado. Você agradece e volta à sua vida, melhor do que era antes.

15. TORII: O PORTÃO

Disponha-se a trilhar um caminho espiritual. Prepare-se para a próxima etapa da sua jornada espiritual. Revigore-se física, emocional e espiritualmente. Confie e tenha fé.

O conceito de torii é tão antigo quanto o próprio Japão. O torii é o portão de acesso ao solo sagrado de um santuário xintoísta, e implica que a área por ele delimitada é sagrada. Ele pode ser de qualquer material, desde madeira bruta até pedras ou mesmo concreto. Os estilos de torii variam com a diversidade dos rituais e das idéias que fazem parte do culto do santuário xintoísta.

Em termos espirituais, ao cruzar uma porta ou portão, você passa a ser uma forma de espírito; a função do portão é acolher e proteger o seu espírito contra o mal. Um portão é um centro de sabedoria e simboliza novas oportunidades para a renovação espiritual. No trabalho com o Reiki Arquetípico, o conceito de torii denota passagem à iniciação e sinal de que precisamos entrar num estado de consciência alterado para realizar o nosso ritual com devoção.

Neste arquétipo, encontram-se dois pólos: disposição interior e obstinação inoportuna. Sempre que fazemos um trabalho espiritual, precisamos preparar nossa personalidade para passar de um estado de consciência a outro. Temos de estar interiormente dispostos a entrar no reino do espírito. A vontade, ou a força de vontade, é o executivo da personalidade. Ela realiza ou executa o que entendemos que é certo, bom ou verdadeiro. Disposição interior significa escolha, vontade, e tem por fundamento a confiança. Se confiamos, nós nos entregamos. E o

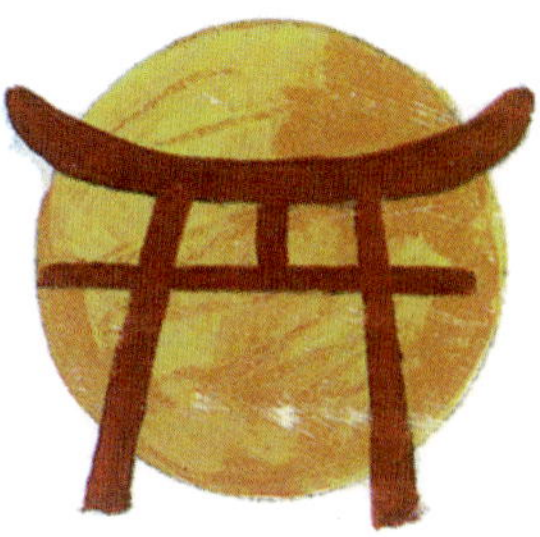

que entregamos é a nossa força de vontade. Damos o nosso poder a Deus.

Se realizarmos o nosso trabalho espiritual num estado de consciência ordinário, não estaremos preparados para as mudanças que chegam com a devoção. Para fazer progresso, precisamos estar dispostos a entrar no reino espiritual. Não podemos apegar-nos teimosamente a velhos modos de agir e de ver as coisas, ou recusar-nos a aceitar novas verdades. Para ter sucesso no nosso trabalho espiritual, não podemos ser obstinados ou irracionalmente teimosos.

A compreensão espiritual vem de dentro através da intuição e da inspiração. Como acontece com qualquer tarefa no plano terreno, em geral adquirimos disposição interior quando afrouxamos o nosso apego teimoso às coisas e nos preparamos para a nossa jornada.

SE TIRAR ESSA CARTA numa leitura, você deve preparar-se para a etapa seguinte da sua jornada espiritual.

Se a carta estiver na POSIÇÃO CORRETA, seus preparativos estão sendo bem-feitos. Você tem tudo aquilo de que precisa para a escalada da montanha.

Se a carta estiver INVERTIDA, você ainda não se preparou para a fase seguinte da sua peregrinação. Talvez você precise trabalhar sobre a disposição interior.

EXERCÍCIO: Você precisa reunir o que necessita para a viagem. Isso pode ser feito simbólica ou realmente. Se a jornada for feita no nível físico, talvez você se planeje para participar de um retiro espiritual ou de uma romaria. Essas e outras possibilidades constam de qualquer revista da "Nova Era" ou espiritualista. Num nível simbólico, sua disposição interior se manifesta quando você manuseia o baralho.

AFIRME, sentindo: "Enquanto reúno o que preciso para preparar minha jornada espiritual, peço a meus mestres e orientadores espirituais disposição interior e confiança. Obrigado."

MEDITAÇÃO TORII

- Recolha-se ao lugar do seu interior onde habita o seu ser. Exponha esse ser à luz da compreensão espiritual, à luz do que você entende ser correto e verdadeiro nesse momento. Por exemplo, se você foi programado para acreditar que o poder pode tudo (ou outro conceito semelhante), agora você chegou à compreensão de que isso não é verdade. Agora você precisa exercitar a sua vontade para manifestar no mundo outra idéia: a de que aquilo que é certo e inspirado pela benevolência prevalece no mundo material porque está fundamentado em princípios espirituais que transcendem a mera materialidade.
- Você vê à sua frente um torii, uma passagem para o reino espiritual. Seus joelhos cedem, você transpira e treme, pois compreende que, depois de cruzar esse limiar, você jamais será o mesmo. Você sabe que precisa usar sua força de vontade para mover os pés. Você está muito assustado porque sequer imagina em que se transformará. No entanto, com disposição interior, você usa os recursos que aprendeu no trabalho com as cartas de cura do Reiki Arquetípico. Você reza, medita e pede orientação e disposição. Sua atitude é de humildade e respeito.
- Algo se solta nas profundezas do seu ser e você sabe que alcançou a disposição interior para prosseguir na sua jornada espiritual.
- Você cruza o portão. Você agradece a nova oportunidade.

16. A CACHOEIRA: LIMPEZA E PURIFICAÇÃO

A água pode dissolver, absolver, lavar e regenerar. A água representa o cosmos na sua totalidade. Ela é o equivalente líquido da luz. Sob a forma de chuva, ela é o poder fecundante do deus-céu, da fertilidade. Como orvalho, ela é uma bênção e uma graça.

As cachoeiras fazem parte dos rituais dos santuários xintoístas. Diz a lenda que o Dr. Usui meditou junto a uma cachoeira antes de subir o Monte Kuriyama. As cachoeiras se formam pela queda de água de um lugar mais alto para outro mais baixo, significando a unidade do Divino com o Humano. Devido à sua grande altura, a cachoeira tem a força extraordinária da água em movimento, simbolizando um novo potencial criador.

Nos ritos de purificação do mundo antigo, a pessoa entra nua debaixo da cachoeira para mostrar sua vulnerabilidade e abertura ao poder de Deus. As águas no fundo da cachoeira contêm o sagrado e são as águas da purificação. A pessoa fica debaixo da cachoeira para manifestar humildade e pedir para ser curada de toda doença, purificada de toda impureza e recriada pura de coração.

A água em si é energia indiferenciada, latente, potencial. A água é a primeira forma da matéria e está associada à mãe, ao nascimento e ao ventre da terra. Um conceito japonês, nagáre, significa fluxo da vida. A água flui em momentos sucessivos de renovação infinita. Rios, lagos, riachos e outros corpos de água, mas especialmente as cachoeiras, são propícios como lugares de meditação e purificação, de renovação e recriação. Sob todas as suas formas, a água é uma metáfora expressiva da vida.

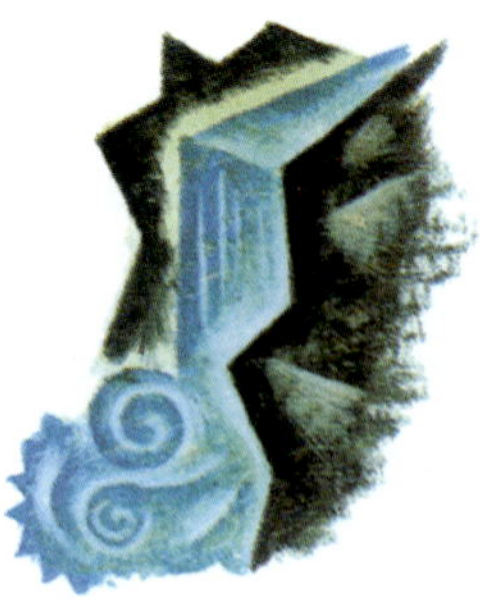

As duas forças opostas neste arquétipo são purificação e contaminação. Quando vivemos na extremidade purificação do *continuum*, tendemos a realizar rituais de purificação com muita freqüência, o que indica medo e falta de confiança no Universo. Aqui, hábitos compulsivos são sintomáticos, como lavar-se com muita freqüência ou com muita força, ou lavar as mãos obsessivamente. Quando notamos que estamos desenvolvendo hábitos compulsivos, precisamos movimentar-nos imediatamente para o extremo oposto do *continuum*, mas evitando a contaminação.

Quando vivemos no extremo da contaminação, somos descuidados com a nossa saúde, seja ela física, emocional, mental ou espiritual. Nós nos adaptamos a um mundo contaminado. Precisamos deslocar-nos para o meio, ou mais para a extremidade purificação, se quisermos continuar saudáveis.

SE TIRAR ESSA CARTA numa leitura, saiba que você está sendo solicitado a purificar alguma coisa na sua vida. Talvez você tenha um ou mais hábitos exacerbados ou esteja negligenciando algum aspecto da sua vida que precisa de limpeza e purificação.

Se a carta estiver na POSIÇÃO CORRETA, você tende a usar rituais de purificação com propriedade e moderação. Faça a cerimônia seguinte: Crie uma oração de agradecimento. Escreva-a numa folha de papel e dobre a folha no meio. Pendure sua oração em algum lugar que seja especial para você e consagre esse espaço.

Se a carta estiver INVERTIDA, você precisa fazer um ritual de purificação com água. Algo assim: Depois de fazer uma oração por alguma coisa que você queira, prepare seu banho usando sal marinho ou outra substância purificadora. Se quiser, coloque conchas marinhas na água. Enquanto se banha ou toma uma ducha, recrie simbolicamente uma cachoeira ou as águas vivificadoras de algum lugar sagrado. Imagine as cores do arco-íris penetrando em cada chakra, purificando-os, abrindo-os e fazendo-os vibrar com amor e energia.

AGRADEÇA ao terminar. Sua oração já foi atendida.

REFLITA: Antigamente, as pessoas ficavam debaixo de uma cachoeira para sentir a força da água fluindo para a terra e para limpar seus corações e almas. Hoje entramos debaixo do chuveiro e sentimos a força da água nos purificando.

REFLITA SOBRE A ÁGUA COMO FLUXO: Lembre-se do conceito japonês de nagáre, que significa fluir com cada momento da vida, livrar-se de cada momento passado. Na sucessão da água, de momentos do agora, reconhecemos que todas as coisas acontecem no tempo de Deus.

AFIRME, sentindo: "Como a cachoeira cobre a minha cabeça e o meu corpo, assim cubra Deus todo o meu ser com amor e abundância. Vivo agradecido pelas bênçãos recebidas."

MEDITAÇÃO DA CACHOEIRA

- Você cruzou o torii e entrou num lugar sagrado. Você sente, porém, que está contaminado com a energia do mundo. As impurezas e a corrupção da matéria o incomodam. Você tem a sensação de que está doente. Sua pele é escurecida. Seus olhos ficam embaciados. Seus ouvidos ouvem mal. Você absorveu as preocupações do mundo e ainda não foi purificado.
- Você vê à sua frente uma cachoeira cintilante descendo em cascata da Montanha Cósmica.
- A cachoeira tem em suas águas todo o espectro, todas as cores do arco-íris.
- Você sente que alguns dos chakras estão bloqueados. Você despe suas roupas de todo dia e entra nu debaixo da cachoeira colorida.

- Ali, com as águas quentes e purificadores banhando o seu corpo, você sente que sua mente, seu coração e sua alma também são purificados. Seus pensamentos se voltam para questões espirituais. Você sente amor no coração e sua alma se eleva em busca da Fonte.
- Ao sentir a energia espiritual voltando ao seu ser, você sai da cachoeira e cobre-se com a veste branca e ardente do Reiki Arquetípico. Você sabe que se lembrará para sempre do conceito de nagáre e do princípio de viver a vida em momentos agora sucessivos. Você bebe um copo de água limpa, pura, e sente que ela purifica a sua alma, enquanto você volta à sua vida do dia-a-dia.

17. O ALENTO DO DRAGÃO: INICIAÇÃO ESPIRITUAL

Transforme o dragão num espírito-guia, e o alento do dragão fortalecerá o seu ki. Repita o seguinte: Com o alento do dragão, insuflo energia na minha alma.

O dragão é um símbolo de grande impacto que representa energia vital e potência. Esse é o momento de assumir o poder que você tem. Os dragões também guardam o tesouro. O tesouro que seu dragão protege pode ser o seu precioso Eu Superior.

Nos tempos antigos, as pessoas acreditavam que quantidades imensas de ouro e jóias estavam acumuladas e escondidas em cavernas vigiadas por dragões. Esse simbolismo geralmente representa a sabedoria espiritual oculta no inconsciente. O dragão alado é um símbolo muito forte de transcendência, e pode significar ascensão às alturas espirituais e místicas. O alento do dragão é como o fogo da purificação. A cerimônia do alento do dragão faz parte da tradição do Reiki.

O cristianismo e o xintoísmo também têm uma cerimônia de purificação pelo fogo. Aqui usamos o fogo do alento do dragão para purificar, para simbolizar o poder e a paixão de curar a nós mesmos e o nosso planeta.

Este arquétipo comporta dois pólos: alinhamento e desalinhamento. No trabalho com o Reiki Arquetípico, alinhamento simplesmente significa estar em sintonia com a energia Reiki.

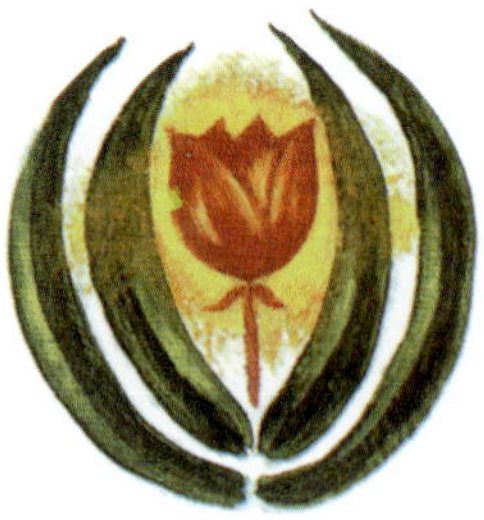

Na outra extremidade do *continuum* situa-se o desalinhamento, em que a pessoa não está em sintonia com a energia de cura espiritual que nos envolve. Quando nos dirigimos para o meio desse arquétipo, usamos a simbologia do alento do dragão para nos alinharmos com a energia espiritual sob todas as formas.

SE TIRAR ESSA CARTA, esse é um sinal para você assumir o seu próprio poder, o poder do dragão. Pense no dragão como um forte aliado que pode ajudá-lo a aumentar a sua força e a contê-la. Transforme o dragão num espírito-guia, e o alento do dragão reforçará seu ki.

Se a carta estiver na POSIÇÃO CORRETA, você está em sintonia com a energia espiritual que o rodeia. Porém, você pode estar excessivamente consciente de si mesmo, e isso significa ignorar a consciência-espírito.

Se a carta estiver INVERTIDA, você está sendo solicitado a entrar em sintonia com a energia espiritual do trabalho com a carta do Alento do Dragão.

Um dos motivos por que podemos não estar em sintonia com a energia espiritual é que limitamos a nossa respiração ao provocar muita tensão dos músculos abdominais. Precisamos aprender a relaxar esses músculos.

PROCURE FAZER ESTE EXERCÍCIO DIARIAMENTE: Deite-se de costas. Com os braços ao lado do corpo, dobre os joelhos até que os pés fiquem totalmente apoiados no chão. Ao inalar, encha o abdômen com ar e curve com cuidado a região lombar. Ao exalar, endireite a região lombar. Faça o exercício devagar e com cuidado.

AFIRME, sentindo: "Revigoro-me com o Alento do Dragão."

MEDITAÇÃO DO ALENTO DO DRAGÃO

- Você está num lugar tomado pela névoa e cercado de rochas. O lugar é antigo. Você sente a energia desse lugar e sabe que está aqui por um motivo importante, ou seja, fazer o trabalho do dragão.

- Você vê uma árvore centenária, gigantesca, majestosa. À sua sombra está um banco esculpido em pedra. Você se senta nesse banco e observa ao seu redor. Uma única flor dourada parece chamá-lo. Você olha para ela, e do centro dela você vê emergir um belo dragão dourado e verde. As ventas do dragão expelem fogo, mas não é um fogo que consome. É o fogo da purificação. Você pergunta ao dragão se ele está aqui para ajudá-lo. Por telepatia, ele responde afirmativamente, dizendo que está aqui para ajudá-lo pelo tempo que você precisar da força e energia do fogo.
- O dragão indica que você deve subir nas costas dele e segurar-se nas saliências espinhosas do seu pescoço. Você concorda, apesar de estar com medo. Você descobre que as saliências não machucam, pois estão revestidas de couro macio. Quando o dragão se movimenta pela terra e pelo ar, você se dá conta de que está gostando do poder e da liberdade que o passeio lhe proporciona. Você sente que está recebendo o poder do dragão. Você observa que, ao respirar, suas exalações se assemelham à expiração do dragão, pois vocês dois se tornaram um só.
- Você sabe que agora entrou no seu próprio poder espiritual, com a ajuda do mundo do espírito. Você agradece a Deus.

18. A CAVERNA: LUTA COM O EGO

Entre no seu íntimo, no seu inconsciente mais profundo. Entre de boa vontade nas regiões escuras do seu interior e seja absolutamente honesto. Leve essas partes de si mesmo à luz onde você possa vê-las com nitidez.

Nas culturas antigas, a caverna era um lugar sagrado de iniciação, representando a habitação dos espíritos que regiam a imaginação antes da invenção dos alfabetos. A caverna é um centro cósmico e, também, o princípio yin feminino, interno e oculto, dentro da montanha. A caverna é um útero, cálido, escuro, reconfortante. Ela representa o inconsciente ou a entrada para o mundo inferior. A caverna simboliza o lugar de retiro espiritual em que deve haver uma união do ego com a alma e um encontro do Divino com o humano.

Existe uma sabedoria antiga guardada nas cavernas do inconsciente, mas para chegar a ela precisamos passar por um processo de iniciação, entrando na caverna secreta por um labirinto ou passagem perigosa. Passar pela caverna, como atravessar o torii, representa uma mudança de estado, uma mudança de consciência.

No trabalho com o Reiki Arquetípico, a caverna simboliza um lugar de entrada, um lugar nas profundezas do ventre da terra. Um lugar por onde descemos para a escuridão. Na escuridão, encontramos a nossa Sombra, a parte da nossa personalidade que não aceitamos. A luta do nosso Eu Superior com a nossa Sombra acontece na caverna. É aí que reunimos ego e alma para criar uma nova sinergia que trabalha para nosso crescimento espiritual. Para sermos saudáveis, tanto a sombra do ego quanto a luz da alma precisam ser aceitas e estar em equilíbrio.

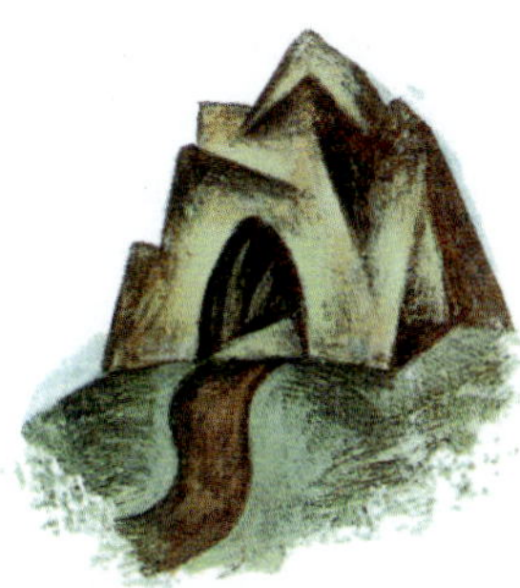

Neste arquétipo, estão duas polaridades opostas: humildade e controle do ego. Se vivemos na extrema humildade do *continuum*, podemos nos tornar capachos para os que precisam pisar sobre os outros, aproveitar-se da bondade alheia. Devemos ser firmes em questões que são importantes para nós, pois, se formos humildes demais durante a maior parte do tempo, teremos problemas. Devemos permitir que o ego trabalhe de modo saudável. Precisamos estabelecer limites para o comportamento dos outros.

Na outra extremidade do *continuum*, se tivermos controle do ego em excesso, tornamo-nos rígidos e exigentes com nós mesmos e com os outros. Se tivermos muito controle do ego, significa que estamos fechados a qualquer coisa ou a qualquer pessoa que não conseguimos entender com a mente racional.

SE TIRAR ESSA CARTA, isso significa que você deve entrar em si mesmo, no seu inconsciente profundo. Você está sendo solicitado a entrar nas regiões escuras dentro de si mesmo e a ser absolutamente honesto. Leve essas partes de si mesmo à luz onde possa vê-las.

Se a carta estiver na POSIÇÃO CORRETA, sua tendência é ter humildade espiritual. Talvez você precise cuidar para que as outras pessoas não se aproveitem do seu bom coração – ou do seu medo.

Se a carta estiver INVERTIDA, sua tendência é para o controle do ego. Você precisa precaver-se para que a sua necessidade de controlar os outros não prejudique a você nem a eles. Esteja atento também à sua propensão a impor-se controles muito rígidos e que lhe são prejudiciais. Relaxe e acalme-se!

EXERCÍCIO: Escreva sobre as três coisas que mais detêm o seu progresso espiritual. Se o seu ego interferir, descreva o que você entende por "ego". Se você for perturbado por preocupações terrenas, descreva o que o perturba e como você fica perturbado. Se você tem a impressão de ser "indolente", descreva o que é isso, como essa impressão se apresenta e como ela dificulta a sua evolução.

AFIRME, sentindo: "Ao entrar na caverna do meu ser mais profundo, que eu tenha disposição para enfrentar a minha escuridão [dê nome à área que mais o incomoda], para que eu possa receber a iluminação espiritual e subir a montanha."

MEDITAÇÃO DA CAVERNA

- Você está na última etapa de sua longa jornada até o seu Eu Superior. O mundo exterior o esteve mantendo como refém durante muitos anos. Você tomou várias medidas para se livrar dessa carga. Você entrou no espaço sagrado cruzando o torii; esteve debaixo da cachoeira mágica e foi purificado; foi iniciado numa vida espiritual com o alento do dragão. Ainda assim, alguma coisa o oprime e pesa no seu coração e na sua alma. Quando recebeu o alento do dragão e andou sobre suas costas, você sentiu o "sabor" do poder. E esse poder chegou a você. Ele entrou na sua psique, num lugar habitado pelo ego. Sem dúvida nenhuma! Apesar de todos os seus cuidados, você se envolveu numa luta de poder com outra pessoa, ou consigo mesmo. Você sabe que seu ego-sombra está novamente em ação.
- Você vai até a montanha sagrada. No sopé, você se depara com um labirinto que parece perigoso. Há muitas curvas nele, muitas passagens escuras com vegetação rasteira e sem um único raio de sol. Você não consegue ver outra maneira de entrar na caverna que, você sabe intuitivamente, está no final do labirinto.
- Você se preparou bem: ingeriu alimentos saudáveis, crus, naturais; exercitou o corpo até deixá-lo forte e resistente; rezou

muito no seu templo particular; vestiu as vestes cerimoniais próprias para uma ocasião assim.

- Você se despe e unge o corpo com óleo e com a terra vermelha sagrada da base da montanha. Você jejua e medita durante dois dias e três noites. Na manhã do terceiro dia, sua orientação interior lhe diz que você está pronto. Você invoca seus espíritos-guias e os mestres de Reiki para que eles o ajudem a entrar no labirinto.
- Durante dez dias, você se desloca pelo labirinto escuro e perigoso, à procura da caverna onde você deve realizar seu trabalho. Finalmente, você chega à saída do labirinto e se vê diante da caverna onde o seu Eu Superior deve integrar o seu ego e a sua alma, o lugar onde se desenrola a batalha pela sua alma.
- Você entra nas profundezas da caverna, com os guias a seu lado. Você enfrenta o seu ego, o seu intelecto com seus estridentes "eu quero", "eu preciso", "me dá", "me dá agora", e com suas conclusões lógicas, que não fazem absolutamente nenhum sentido intuitivo. O ego se debate com a sua alma poética, fazendo de tudo para manter o controle. Também a sua intuição não faz sentido para o ego. É preciso que haja um compromisso! O ego se engalfinha com a alma. Nessa luta pela sua vida, eles se debatem, caem e levantam, avançam e recuam.
- As sombras se movimentam pelas paredes da caverna. Luz e escuridão, luz e escuridão. Finalmente, o ego e a alma se abraçam, dizendo: "Bom trabalho! Ótimo! Entendo o que você quer dizer!"
- Então, juntos, eles dançam a dança da vida.
- Está terminado! Você conquistou a sua alma! Alegre-se e agradeça!

19. A ÁRVORE SAGRADA: DEVOÇÃO AO SAGRADO

A árvore sagrada dá vida ao mundo. Medite e reflita sobre a sua relação com as árvores ao seu redor. Lembre-se: as árvores simbolizam os seres humanos.

A árvore – alimentadora, protetora, acolhedora e sustentadora – simboliza a energia feminina, ou yin. Árvores com pares de grandes galhos entrelaçados representam os pares de opostos, yin e yang. Com seus ramos elevando-se aos céus e nutrindo-se do sol e as raízes enterradas na terra, a árvore sagrada forma uma ponte entre o reino celestial de Deus e o reino terreno dos seres humanos. Com seus muitos ramos, a árvore representa a diversidade na unidade. A árvore é, basicamente, um símbolo do Grande Despertar.

Os santuários xintoístas japoneses são cercados de pequenos bosques. Às vezes uma árvore em particular ou uma pedra é escolhida no meio da floresta e preces são feitas para que as divindades se aproximem delas e façam aí sua morada. Um ramo pode ser usado como oferenda durante uma cerimônia espiritual, uma vez que a ramificação da árvore representa a materialização da vida dinâmica.

No trabalho com o Reiki Arquetípico, a árvore simboliza a diferenciação no plano da terra e o espírito imortal da humanidade.

Este arquétipo compreende os dois pólos opostos da reverência e da profanação. Reverenciar alguma coisa significa considerá-la com devoção e temor. Se reverenciamos excessivamente objetos comuns, esquecemos a nossa Fonte. Por isso, não podemos viver nessa extremidade do *continuum* durante muito tempo.

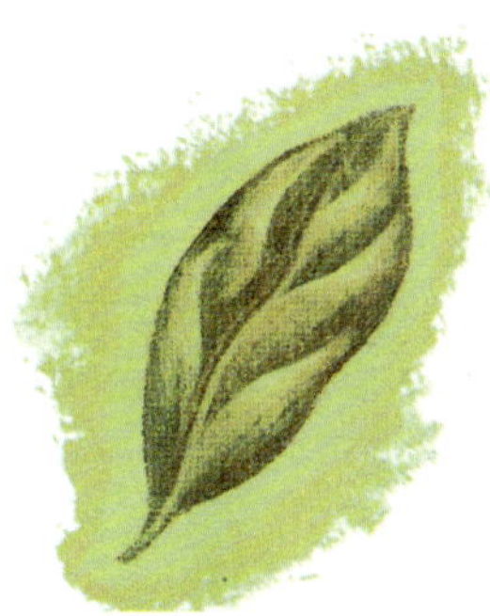

Por outro lado, não devemos ser blasfemos ou sacrílegos. Se vivemos nessa extremidade, tornamo-nos demasiadamente mundanos e desinteressados das coisas sagradas. Devemos deslocar-nos para o meio em nossas atividades diárias.

SE TIRAR ESSA CARTA, você deve meditar e refletir sobre as árvores que o cercam.

Se a carta estiver na POSIÇÃO CORRETA, você tem grande respeito pela Natureza e pelas coisas da Natureza. Talvez você precise ser mais respeitoso com os seres humanos.

Se a carta estiver INVERTIDA, você precisa trabalhar para se tornar mais reverente com o que é sagrado e também com o que é terreno.

EXERCÍCIO: Vá até uma árvore próxima. Sente-se à sua sombra e entre em sintonia com a energia e sabedoria dessa árvore. Ouça atentamente a voz da árvore, que pode coincidir com a sua voz interior. Ouça também a voz de um ser humano que lhe seja próximo.

AFIRME, sentindo: "Ao alinhar minha energia humana com a energia da árvore, que eu percorra o caminho da beleza sobre a terra e aumente o respeito pelo meu ambiente."

MEDITAÇÃO DA ÁRVORE SAGRADA

- Você está embrenhado na floresta. Sombras se projetam entre as árvores e os arbustos.
- Você segue por um caminho que encontrou ao acaso. Não é uma estrada principal, mas uma trilha que leva para o mundo das árvores e dos animais silvestres.
- Enquanto segue seu caminho, você sente um tipo diferente de energia. Depois de alguns instantes, você toma consciência de

que essa sensação provém das árvores ao seu redor. Você pára por um momento e se senta sobre um tronco caído, ouvindo. A própria árvore pode ser um oráculo.

- Ao entrar em sintonia com a energia que o envolve, você se dá conta de que a força de uma árvore em particular chama a sua atenção, e você volta seus olhos para ela. Você vai até a árvore, abraça-a e ouve-lhe a pulsação. Não há dúvida; o que você sente é o coração da árvore batendo e o seu próprio coração ressoando com essa energia pulsante. Enquanto fica ali, em sintonia total, você percebe que seus pés parecem profundamente plantados na terra. É como se você tivesse desenvolvido raízes, e essas absorvem os nutrientes da terra. Você procura a água vivificadora nas profundezas do solo. Você criou raízes e não quer se mexer. Olhando ao seu redor, você tem a impressão de ter desenvolvido muitos braços. Você olha para eles e eles parecem mais grossos nos locais onde estão conectados com o seu corpo e mais finos onde se transformam em pequenos ramos que sustentam suas... folhas! Você se transformou numa árvore!
- Você está maravilhado com essa transformação. Durante muitos anos você fica alegremente absorvendo alimento, água, luz e amor do seu ambiente. Então, um belo dia, você percebe que voltou a assumir a forma humana, e sabe que, depois de ter vivido como árvore durante muitos anos, nunca mais será indiferente às árvores.
- Expresse seus agradecimentos por essa experiência.

20. A MONTANHA: REALIZAÇÃO ESPIRITUAL

Você está ascendendo a um nível superior de espiritualidade. Esforce-se para alcançar o nível de desenvolvimento espiritual mais elevado possível.

No Japão, como em outras partes do mundo, as montanhas são lugares sagrados. Elas são um ponto de encontro do céu com a terra, e simbolizam o princípio masculino, ou princípio yang, externo e visível.

A montanha representa constância, firmeza, imobilidade, e, num nível mais concreto, um objetivo alcançável ou uma oportunidade. Subimos montanhas para obter pureza e proteção contra a má fortuna. O topo da montanha representa o estado de consciência plena. Depois de fazer o trabalho da caverna, podemos subir nossa montanha para chegar a um estado mais elevado de consciência e ganhar sabedoria.

A montanha é um centro cósmico. Podemos identificar nossa espinha dorsal com o eixo central da montanha; ao fazer isso, nós nos tornamos cósmicos. Nosso corpo gira em torno do seu ponto axial como o mundo gira ao redor do seu centro.

No trabalho com o Reiki Arquetípico, a montanha representa a passagem de um plano inferior a um superior, onde podemos nos comunicar mais totalmente com Deus.

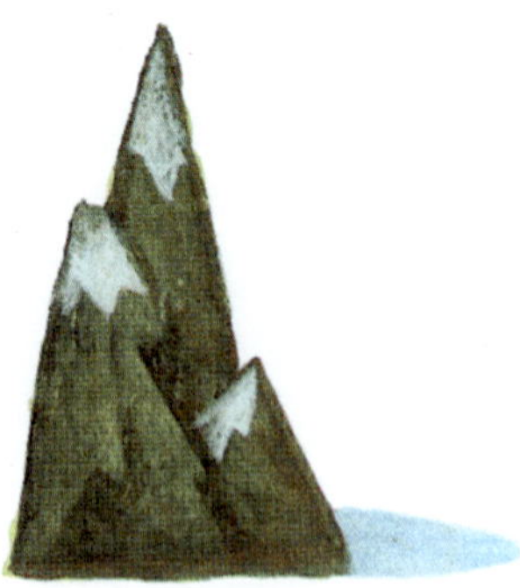

Existem duas forças opostas no arquétipo da montanha: a força da sabedoria e a força do absurdo. Sabedoria é uma compreensão profunda, global, do que é verdadeiro, justo e duradouro. Sabedoria inclui bom julgamento. É característica da sabedoria não praticar ações extremadas. Sabedoria é equilíbrio. É quando achamos que somos totalmente sábios e perfeitos que nos tornamos insuportáveis. É quando achamos que "sabemos tudo" que a nossa sabedoria nos abandona, e então precisamos nos afastar desse extremo.

Quando aceitamos a posição filosófica de que a vida é uma brincadeira absurda, nada tem significado para nós e perdemos todo o senso de valores. Muitas vezes temos a impressão de que a vida é absurda, e às vezes ela o é realmente, mas precisamos andar em direção ao meio do *continuum* para apreciar a vida e suas vicissitudes. Também precisamos aprender a rir do absurdo da vida e de nós mesmos. O riso não é considerado uma virtude espiritual, mas deveria sê-lo. Pense sobre a freqüência com que você ri verdadeiramente, genuinamente.

SE TIRAR ESSA CARTA numa leitura, saiba que você está ascendendo a um nível mais elevado de espiritualidade. Não existe de fato um nível "superior" ou "inferior" de desenvolvimento. O certo é que, com o crescimento espiritual, levamos nossa alma para a Luz. O que imaginamos como "superior" é na verdade uma aspiração da nossa alma.

Se a carta estiver na POSIÇÃO CORRETA, você está no caminho certo. Faça um ritual de gratidão por tudo o que recebeu e medite sobre a sua montanha durante toda a semana.

Se a carta estiver INVERTIDA, você está pronto para uma nova morte (ou transformação) – significando que, depois de uma morte simbólica, vem o renascimento. Algo novo está chegando.

EXERCÍCIO: Faça a meditação da montanha sem pressa em todos os dias da próxima semana e registre sua experiência no diário. Durante a meditação, visualize a sua coluna como o eixo da Montanha Cósmica. Seja a montanha.

AFIRME, sentindo: "À medida que avanço na subida da minha montanha espiritual em busca da sabedoria, a jornada vai ficando cada vez mais solitária. Aceito isso e agradeço ao meu Deus e aos meus espíritos-guias por essa oportunidade.

MEDITAÇÃO DA MONTANHA

- Você esteve percorrendo o seu caminho durante muitos anos, talvez durante muitas existências. Você está se aproximando de uma etapa importante na sua busca da plenitude e da sabedoria. Você fez um acordo de paz com o mundo exterior neste momento do tempo. Você se sente pronto para prosseguir.
- Enquanto prossegue no caminho que escolheu, você tropeça nas pedras e cai no chão. Não, você se dá conta de que é o próprio chão. Você está estendido e esticado em toda a distância que consegue ver. As pessoas caminham sobre a sua superfície, mas você não se importa. Esse é o seu objetivo na vida: firmar peregrinos espirituais à terra da qual são parte.
- Enquanto reflete sobre o seu propósito na vida, você percebe que cresceu. Você se tornou mais volumoso e mais alto do que poderia imaginar. No seu núcleo de pedra, parece que há um ponto estável, uma imobilidade central. Você percebe que é o seu eixo.
- Árvores verdes majestosas parecem ter-se desenvolvido sobre todo o seu rosto. Alguém esculpiu cuidadosamente estradas nos seus flancos, e você não se importa, absolutamente. Buscadores espirituais parecem ser compelidos a escalar o seu rosto e a sentir os ventos da mudança na sua cabeça. Sua cabeça está nas alturas, e pode chegar às nuvens. O alento de Deus sopra em torno da sua cabeça e você se sente tranqüilo. Você está aqui há muitos éons. Você cresceu organicamente, pela atividade da terra e desde o centro da terra. Você é parte da terra e também parte daqueles que buscam a transcendência. Basta. Você está em paz.

21. JINJA SHINTO: O SANTUÁRIO DA ALMA

Se ainda não o fez, crie um ritual que lhe dê condições de entrar em contato com o Espírito e com o seu Eu Superior diariamente.

Um santuário jinja é um santuário xintoísta consagrado ao culto de kami. Não há uma tradução literal para a palavra *kami*; ela significa algo como a centelha divina em tudo o que existe no Universo, o deus interior. Stuart Picken, estudioso que pesquisa e escreve sobre práticas xintoístas, descreve kami como "qualquer coisa que desperte um sentimento de assombro e reverência no observador, de modo a dar testemunho da divindade da sua origem ou ser". No trabalho com o Reiki Arquetípico, as coisas que se adaptam à descrição de Picken são chamadas de Espírito, Fonte ou Deus. A essa Fonte pedimos proteção contra influências negativas ou ajuda para situações da nossa vida diária. É aqui que buscamos refúgio e abrigo contra as tempestades e o *stress* da vida. Estamos na longa jornada da alma para a Luz.

Definimos o santuário da alma como um lugar ou espaço sagrado que a pessoa reserva para suas práticas de devoção. O santuário da alma pode ser um espaço ao ar livre, uma construção com um espaço destinado para esse fim, ou um altar, natural ou feito pelo homem. O santuário da alma pode ser também um lugar no recesso mais íntimo da pessoa, consagrado como um lugar sagrado interior.

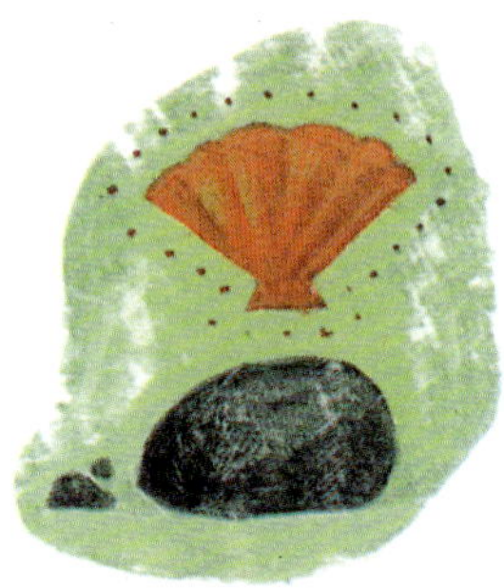

Este arquétipo comporta duas polaridades: comprometimento e recusa. Somos solicitados a viver na extremidade comprometimento deste espectro. Comprometimento significa confiança. Nós confiamos naquilo com que nos comprometemos. Quando nos comprometemos com uma idéia, com uma pessoa ou com Deus, estamos hipotecando ou prometendo nossa fidelidade a essa causa. Um compromisso não deve ser encarado levianamente. Não somente devemos manter a nossa promessa, mas ainda precisamos ter certeza de que estamos comprometidos com o caminho que vai ao encontro do propósito mais elevado da nossa alma. Para ter certeza disso, é preciso fazer um exame freqüente dos nossos motivos mais profundos.

Somos solicitados a comprometer-nos com o caminho do crescimento espiritual, do aperfeiçoamento. Não devemos nos recusar a ver os sinais e signos de uma necessidade de melhores práticas espirituais. Se vivemos na extremidade que recusa o arquétipo, ficamos no mundo da materialidade e nos negamos a crescer espiritualmente.

SE TIRAR ESSA CARTA numa leitura, você é solicitado a criar um ritual.

Se a carta estiver na POSIÇÃO CORRETA, talvez você já tenha um santuário excelente para a sua alma e esteja profundamente comprometido com o seu caminho espiritual. Procure manter contato diário com a Fonte.

Se a carta estiver INVERTIDA, talvez você esteja se recusando a se comprometer com um caminho que já está trilhando. Depois de construir o santuário de meditação da alma, redimensione o espaço do seu altar para incluir alguma coisa que possa surgir durante a próxima semana. Você será orientado para algo que sirva ao propósito mais elevado da sua alma.

AFIRME, sentindo: "Eu não idolatro a minha alma. Respeito, reverencio e cultuo a centelha divina que está em mim, nas outras pessoas e no mundo natural ao meu redor. Que a centelha da divindade queime intensamente dentro da minha alma e me conduza ao meu propósito mais elevado."

MEDITAÇÃO DO JINJA SHINTO

- Você está trilhando um caminho que se estende, sinuoso, por uma floresta densa, espessa. Você está feliz, mas sabe que ainda está à procura de alguma coisa. Você repete para si mesmo que encontrará o que procura, e que saberá quando o encontrar, muito em breve. Na sua caminhada, de repente você chega a uma clareira. À sua frente ergue-se um grandioso templo branco em forma de cúpula. Você se aproxima desse templo com admiração e temor, perguntando-se o que poderia viver ali. A construção é rodeada por pequenas torres que formam o que parece uma renda branca. Você quase pode ver as vibrações energéticas e sentir a presença de seres místicos.
- Você atravessa a porta principal do templo e se vê rodeado por uma névoa branca. Você sente medo, mas tem certeza de que deve passar pela névoa para encontrar o que procura.
- Você chega a um lugar pequeno, silencioso, e sabe que encontrou o que esteve procurando. Nesse lugar pequeno e silencioso há uma luz branca brilhante. A luz não tem forma, mas você reconhece o seu brilho e energia como a luz da sua própria alma. Você chegou ao santuário da sua alma, ao lugar onde sua alma habita. Você se regozija por voltar a unir-se à sua alma pessoal. Você e sua alma dançam, celebrando. Você agradece.

22. CHAKRA DA RAIZ: NECESSIDADES FÍSICAS

Há algo de errado com a sua vida física, profissional ou financeira? Lembre-se: Você tem direito natural à segurança na sua vida.

O Caminho da Manifestação. Os três primeiros chakras – da base, do abdômen e do estômago – formam uma corrente descendente que, segundo Anodea Judith, destacada autoridade em integração dos chakras e questões terapêuticas, é chamada de Caminho da Manifestação. Nessa corrente, tomamos algo abstrato e o tornamos concreto no mundo exterior. Transformamos espírito em matéria.

O chakra da raiz, localizado na base da coluna espinhal, faz parte do sistema de chakras "inferior", que nos liga à terra. Esse chakra é o fundamento da nossa vida física, dando-nos segurança, confiança e um sentido de vida doméstica, familiar e também profissional. As formas como manifestamos a nossa realidade e vivemos no momento presente são expressões do chakra-raiz.

Com esse chakra, recebemos o direito de Ser, de Existir. Sua cor é o vermelho-sangüíneo.

As duas forças opostas deste arquétipo são energia e lassidão. Com boa saúde física, mental, emocional e espiritual, teremos alta energia física, absolutamente necessária para o nosso bem-estar. Entretanto, atividade em excesso gera hiperatividade. Nessa condição, não conseguimos nos sentar quietos e muito menos meditar. Nossa mente vive acelerada. Precisamos nos dirigir até o meio do espectro.

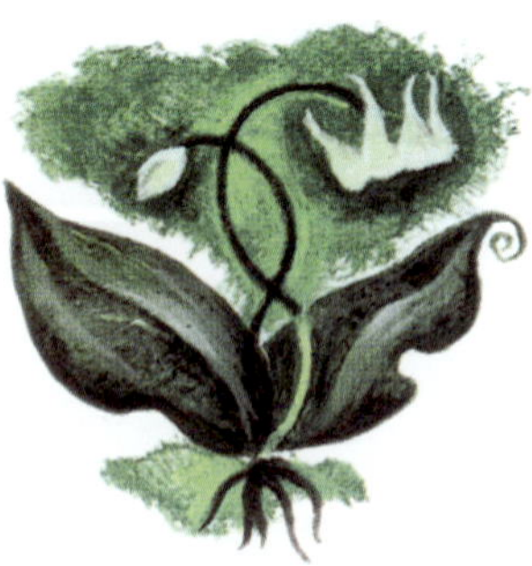

Lassidão é energia física debilitada, enfraquecida. Ela pode ocorrer em casos de muito *stress*, de muito pouco contato silencioso consigo mesmo e de doença física. Não precisamos esperar até ficarmos fracos ou exauridos para relaxar e recriar a nós mesmos. Precisamos cuidar de nós mesmos antes de entrar nessa condição. Precisamos procurar o equilíbrio.

SE TIRAR ESSA CARTA numa leitura, é possível que haja alguma coisa errada na sua vida. Em que área da vida você sente sinais de advertência?

Se a carta estiver na POSIÇÃO CORRETA, você precisa de uma base mais sólida no plano da terra, base a ser construída dia após dia. É provável que você ande com muita freqüência com "a cabeça nas nuvens". (Ver Carta Nº 11, Base e Equilíbrio.)

Se a carta estiver INVERTIDA, você é muito despreocupado. Em geral, isso significa que você não está envolvido, é relativamente descuidado e até pode estar deprimido. Você precisa receber energia no nível físico. Use bastante a cor vermelha e queime velas vermelhas ao pedir ajuda nesta área.

EXERCÍCIO: Faça um levantamento dos aspectos que não estão em equilíbrio na sua vida física. Esse levantamento pode incluir o corpo (alimentação, descanso, exercícios, hábitos higiênicos, uso diário dos sentidos no contato com o mundo); as finanças (trabalho de que você gosta, renda adequada – dívidas administráveis ou inexistentes –, dinheiro destinado para "lazer", dinheiro destinado aos outros, se possível); a vida profissional (trabalho de que você gosta ou planos para mudar a situação profissional); o carro (transporte seguro); e também planos para continuar sua educação.

AFIRME, sentindo: "Vivo num universo abundante. Tenho o direito de participar da abundância do mundo físico de Deus. Sou rico."

MEDITAÇÃO DO CHAKRA DA RAIZ

- Você está deitado numa cama, num quarto aquecido, confortável, suavemente iluminado. Você ouve uma música alentadora, relaxante. O perfume de flores frescas enche o quarto.
- Um anjo se aproxima de você e coloca um pequenino recém-nascido em seus braços. O anjo lhe diz que você acabou de dar à luz a sua Criança Divina.
- Você olha para o rosto da criança e sabe que isso é verdade. Você acabou de dar à luz a si mesmo. Você está profundamente emocionado e feliz. Sua alma está profundamente comovida. Seu coração canta.
- Você embala a criança e a leva para junto do seu seio. Enquanto a criança se alimenta do seu corpo, você lhe diz que está feliz por ela ter nascido. Você esperou muito tempo por esse nascimento milagroso, o nascimento de você mesmo no mundo. Você diz à criança que a ama incondicionalmente e que a protegerá sempre.
- Você diz à criança que, quando ela chorar à noite, você ouvirá. Você ouvirá o murmúrio da alma e a dor do coração dela. A alegria da criança será a sua alegria. Você correrá por prados adoráveis com essa criança, procurando juntos a paz e o conforto que chegam com o amor. Você jamais a abandonará, mas a acalentará sempre no seu coração.
- Quando terminar de mimar sua Criança Divina, diga-lhe que ela viverá sempre dentro de você, onde estará para sempre segura e protegida. E, então, volte para a sua vida e cumpra o que prometeu.

23. CHAKRA DO ABDÔMEN: CRIAÇÃO E SEXUALIDADE

Examine a sua sexualidade e veja de que modos você poderia ficar mais satisfeito sexualmente. Examine a sua criatividade e veja de que modos você poderia ficar mais satisfeito criativamente.

O chakra do abdômen, também chamado de chakra do baço ou do sacro, localiza-se no nível do ventre e faz parte do sistema de chakras "inferior", o sistema que nos liga à terra. Esse chakra está ligado ao rio subterrâneo da criatividade.

O chakra do abdômen é às vezes chamado de hara. É esse ponto que os samurais atingiam ao praticar o hara-kiri no antigo Japão, trespassando o lugar mais vulnerável em si mesmos por respeito a um ideal.

Este é o lugar da reprodução e da criatividade, derivadas da mesma fonte. É o lugar úmido onde as emoções são produzidas e armazenadas. A ação desse chakra se expressa no modo como nos relacionamos com as pessoas e como procuramos reconhecimento e aceitação. A ação desse chakra é fazer com que nos libertemos da culpa que sentimos e que permaneçamos ligados com nós mesmos, com os outros e com a nossa criatividade.

Esse chakra nos dá o direito de sentir. Sua cor é o laranja-cintilante.

Neste arquétipo, estão as duas características opostas da criação e da destruição. Todos somos criativos. Quer criemos uma pintura, uma peça musical, uma escultura ou a nossa própria vida, somos co-criadores com Deus. Nossa paixão pela vida, pelos nossos filhos e pelo produto da nossa criatividade está nesse chakra. Na extremidade criadora do *continuum*, cuide para estar criando

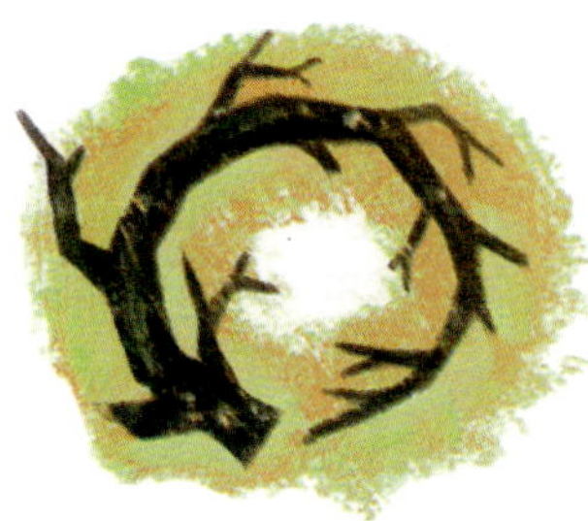

o que você realmente quer criar e que seja para o objetivo maior de sua alma.

Na outra extremidade do *continuum* está o desastre. Não podemos viver com a destruição, embora às vezes precisemos acabar com tudo e recomeçar do nada. Isso se aplica a idéias, sentimentos e ao produto dos nossos sonhos. São necessários muito mais tempo e energia para criar do que para destruir; todavia, muitas vezes matamos aquilo mesmo que mais amamos. Desloque-se para o centro ou para o extremo oposto do *continuum.*

SE TIRAR ESSA CARTA numa leitura, você está sendo solicitado a examinar a sua sexualidade.

Se a carta estiver na POSIÇÃO CORRETA, você está em contato tanto com a sua sexualidade quanto com a sua criatividade. Você sabe que elas provêm da mesma fonte. Você não se aborrece quando uma delas está mais moderada e a outra mais ativa, o que é comum acontecer. As situações se inverterão.

Se a carta estiver INVERTIDA, você precisa estar mais em contato consigo mesmo. Você precisa se conhecer melhor. Examine suas necessidades e veja como atendê-las.

EXERCÍCIO: Todos os dias, escreva três sentimentos sobre a sua sexualidade. Depois, escreva três sentimentos sobre a sua criatividade. Passada uma semana, verifique se há um padrão perceptível.

Use a cor laranja e queime uma vela alaranjada enquanto pede ajuda para liberar, por meio da criatividade ou da sexualidade, suas emoções contidas.

AFIRME, sentindo: "O meu chakra do baço libera todas as emoções contidas e eu fico livre para me expressar de modo construtivo e produtivo."

MEDITAÇÃO DO CHAKRA DO ABDÔMEN

- Neste momento da sua vida, sua criatividade parece estar bloqueada. Sua paixão parece ter-se esvaído. Você se sente inerte e desinteressado.
- Uma noite, enquanto dorme, seus espíritos-guias criativos se aproximam de você e lhe dizem que, se quiser, eles o levarão numa jornada para encontrar sua sexualidade e/ou sua criatividade. Eles o ajudarão a encontrar um modo de você voltar a se relacionar com a sua paixão.
- Você está numa majestosa catedral gótica. Você já está aí há algum tempo, acendendo velas e absorto em oração. Você sai da nave principal da catedral e se dirige ao pátio, onde encontra uma fonte. Você se senta no banco diante da fonte e medita. Você se concentra no centro da fonte e sente que é atraído para a água, para esse redemoinho no centro. Você desce cada vez mais, até o fundo da fonte, e daí continua descendo, cada vez mais fundo, na terra debaixo da fonte.
- Nas profundezas da terra, você encontra um rio. Um rio subterrâneo de criatividade. Nas profundezas do rio, você vê os rostos e ouve as vozes daqueles que o precederam na criatividade. Todos os grandes escritores, pintores, escultores, compositores e outras pessoas criativas através dos tempos.
- Você sabe que encontrou o rio do inconsciente coletivo que corre acima de todos nós. Você passou muitos anos junto a esse rio, subindo e descendo, entrando e saindo desse lugar. Esse é um lugar mágico de renovação. É um lugar místico de recriação.
- Ao voltar ao mundo, você traz consigo presentes do rio. Você traz consigo presentes dos seres criativos que o precederam. Você é uma coisa só com todos, como o rio é uma coisa só com a sua Fonte.

24. CHAKRA DO PLEXO SOLAR: AÇÃO NO MUNDO

Observe como você exerce o poder pessoal. Você pode estar exercendo uma influência indevida sobre outras pessoas, não deixando que elas sintam sua própria força. Cuide de agir a favor do que é melhor para você, mas também para os outros.

O chakra do plexo solar se localiza no nível do estômago. Ele é o último dos chakras ligados à terra. Como sede da identidade pessoal, o plexo solar nos capacita a agir sobre nossas crenças e valores. Pensar, classificar, planejar, organizar e discernir são funções do centro de poder. O chakra do plexo solar nos mostra como podemos ser mais eficientes na nossa vida e como podemos unir a alma ao ego. Ele nos liga com o nosso poder de fogo de ação no mundo, no qual não existe vergonha.

Com esse chakra, temos o direito de agir. A cor para o chakra do estômago é o amarelo-solar.

As duas características opostas deste arquétipo são capacidade e incapacidade. Na extremidade capacidade do *continuum*, temos a sensação extraordinária da nossa força interior. Quando estamos nessa extremidade, com o sentido do eu aguçado, temos de cuidar muito para não sentir nem exercer "força de pressão" sobre as pessoas.

O chakra do estômago nos dá o sentimento da nossa identidade, de quem somos, o que inclui os nossos sentimentos sobre nós mesmos e sobre quem somos no mundo. Ele é a sede da auto-estima, da autoconfiança e da valorização pessoal.

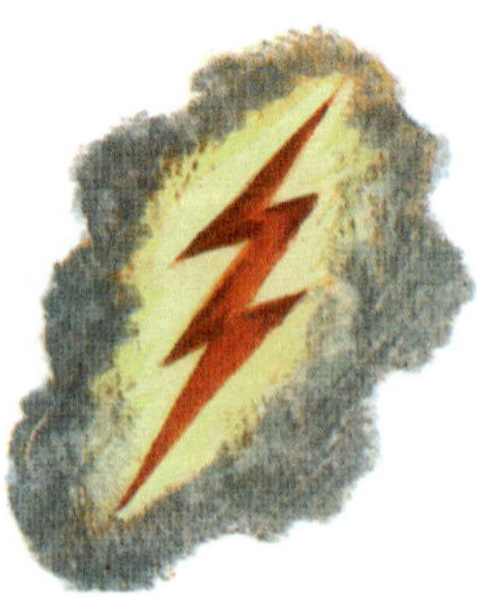

Quando nos sentimos totalmente incapacitados, não temos condições de fazer um plano, de realizá-lo e de nos sentirmos bem com nós mesmos. A incapacidade, de fato, resulta na perda da alma, em buracos em nossa alma. Quando estamos nessa extremidade do espectro, precisamos cuidar para que os outros não nos esmaguem com seu poder sobre nós. Se os outros têm um poder indevido excessivo sobre nós, nós nos sentimos sem energia, fracos e impotentes. Precisamos do nosso poder interior, ao qual possamos recorrer.

SE TIRAR ESSA CARTA, você é aconselhado a examinar a forma como exerce o poder pessoal.

Se a carta estiver na POSIÇÃO CORRETA, você usa bem o seu poder pessoal, não controlando nem se deixando controlar.

Se a carta estiver INVERTIDA, talvez você não sinta o seu poder nem a sua habilidade de fazer as coisas por si mesmo. Você pode ser excessivamente dependente dos outros para pensar ou agir por si mesmo.

EXERCÍCIO: Todos os dias, respire profundamente pelo diafragma e peça capacidade pessoal.

AFIRME, sentindo: "Enquanto respiro, atraio poder para o meu plexo solar. Todos os dias eu me torno mais capaz diariamente através da respiração de Deus."

MEDITAÇÃO DO CHAKRA DO PLEXO SOLAR

- Entre em contato com o seu eu interior. Você está numa clareira no meio de uma floresta. Faz muitos dias, talvez semanas, que você está aqui realizando rituais. Você precisa sentir o seu próprio poder. O fogo está queimando, brilhante. O fogo está ardente. O fogo está aqui.
- Faça um círculo em torno do fogo.
- Sinta o poder do fogo.
- Dance a dança do fogo.

- Dançando, afaste-se do calor do fogo.
- Você é, mais uma vez, uma criança da floresta. O cheiro da madeira queimando o conforta. Veja as chamas, chamas vermelho-alaranjadas vivas na noite. Os sons dos estalidos e crepitações caem sobre o duro chão cinza a seus pés. Dance a dança do poder.
- Enquanto realiza esse ritual diante do fogo, você se torna uma chama. Uma chama que queima todos os seus medos, toda a sua tristeza, toda a sua dor. Você sente a chama queimando no seu estômago para chegar à sua alma. Você recebe a energia da chama.
- Quando achar que está terminado, volte ao mundo exterior que você conhece levando a chama com você.

25. CHAKRA DO CORAÇÃO: O MEDIADOR

Examine seus sentimentos, pensamentos e, especialmente, suas atividades relacionadas com o amor na sua vida. Saiba que, para receber amor, você precisa oferecer amor.

A área intermediária do sistema de chakras inclui um chakra apenas: o chakra do coração. Para que o Caminho da Manifestação passe a existir, precisamos voltar a nossa atenção para esse chakra.

O chakra do coração está no meio do corpo, no nível do coração. Ele compreende todos os tipos de amor: amor-próprio, amor erótico, amor filial, amor ao próximo e amor universal. A vida nesse centro gira em torno do modo como damos e recebemos amor.

O trabalho com o chakra do coração nos dá o direito de amar e de ser amados. A cor do chakra do coração é o verde-esmeralda.

As duas forças opostas, neste arquétipo, são o amor e a indiferença. Precisamos começar com o amor a nós mesmos. Sem um forte sentimento de nós mesmos, nosso amor estará no estágio inconsciente indiferenciado da infância. Quando amamos a nós mesmos, podemos amar os outros. O amor universal é a capacidade de ver, além da personalidade humana, a alma da pessoa e amar essa alma. Entretanto, no nível da personalidade humana, as pessoas nem sempre são boas, bondosas e gentis. Muitas vezes precisamos estabelecer limites ao comportamento de uma pessoa, não expressando o nosso amor em certas ocasiões, para que ela aprenda e possa agir de um modo apropriado, realista e bom.

O oposto do amor é a indiferença. Quando deixamos de amar uma pessoa, ficamos indiferentes a ela. Deixamos de nos interessar por ela. A indiferença é um estado próximo à crueldade. Abandonar alguém é ofensivo, e a indiferença é uma forma de abandono.

Por outro lado, quando perdemos o amor na nossa vida, entramos num período de pesar. O pesar é uma reação à perda do amor. Se perdemos amor, perdemos tudo. Podemos perder o amor de muitas maneiras: por injúria, negligência ou fechando o espaço do nosso coração. Para conservar o amor na nossa vida, precisamos prestar atenção e acalentar aquilo que amamos e não nos tornarmos indiferentes ao amor que dá sentido à nossa vida.

SE TIRAR ESSA CARTA, você precisa examinar o seu coração.

Se a carta estiver na POSIÇÃO CORRETA, é possível que você esteja recebendo amor em excesso na sua vida. Isso significa que alguém o está asfixiando ou tentando controlá-lo com amor.

Se a carta estiver INVERTIDA, é possível que você não esteja recebendo amor suficiente na sua vida. Não abrindo o seu coração às pessoas, talvez você esteja procurando se proteger para não ser magoado. Analise sua relação de amor com Deus, primeiro; então, seu Eu Superior e seu amor se derramarão sobre o seu mundo.

EXERCÍCIO: Queime uma vela verde e vista alguma roupa verde todos os dias durante uma semana; ao mesmo tempo, peça cura para a área do amor na sua vida. Lembre-se de que dar e receber amor são a mesma coisa.

AFIRME, sentindo: "Há sempre amor em abundância impregnando este mundo. Todo amor procede de Deus. Eu amo completa e firmemente."

MEDITAÇÃO DO CHAKRA DO CORAÇÃO

- Para esta meditação, deite-se de costas, dobre os joelhos e mantenha os pés bem apoiados no chão.
- Relaxe o corpo. Relaxe a mente. Lembre-se de que o amor é um sentimento de expansão. Vá para aquele lugar profundo no centro de si mesmo.
- Peça a seus espíritos-guias que o ajudem a amar mais profunda e intensamente. Amar é dar e receber, uma troca de energia. Não há tristeza no seu coração; somente amor.
- Agora, respire profundamente pelo diafragma. Faça três respirações profundas. Ao inalar, levante os braços e receba amor. Inspire o amor de Deus, dos outros e de você mesmo.
- Ao exalar, estenda os braços para a frente e para os lados e dê amor. Exale o amor de Deus, dos outros e de você mesmo.
- Faça isso durante quinze minutos.
- Quando voltar a este momento e lugar, volte com o sentimento do amor no seu coração, e cada vez exale, expire amor. Respire.

26. CHAKRA DA GARGANTA: COMUNICAÇÃO COM O DIVINO

O chakra da garganta é o intermediário da nossa capacidade de dizer e de ouvir a verdade. Ele é uma dádiva divina. Procure sempre dizer o que você realmente quer dizer e ter de fato a intenção de dizer o que diz.

Os três chakras superiores – da garganta, da visão interior e da coroa – estão localizados no Caminho da Liberação. Nesse caminho, tomamos algo que está preso a uma forma e, aos poucos, o liberamos para que alcance uma amplitude e um grau de abstração maiores. Transformamos matéria em espírito.

Com o chakra da garganta, entramos no reino do desenvolvimento e do poder espiritual. O chakra da garganta está localizado no pescoço, no nível da garganta, e é responsável pela nossa voz. Ele representa sabedoria e comunicação; por isso é o centro da criatividade num nível superior, em que nos tornamos co-criadores com a nossa Fonte. Ele também nos dá condições de escutar e de ouvir mais claramente a voz da nossa orientação interior e também as vozes dos que nos cercam. Ele nos ajuda a ouvir a voz de Deus na voz dos outros.

Este chakra nos dá o direito de falar e de ouvir a Verdade. Sua cor é o azul-celeste.

Neste arquétipo estão duas características opostas: comunicação e surdez. Comunicar significa tornar conhecido. Comunicar-se com os outros é um ato de partilha de si mesmo, de quem somos. Comunicar-se com o Divino significa dar e receber, como na oração e na meditação, no nível do Espírito. Comunicar-nos com o Divino em nós mesmos ou em outras pessoas significa estar com ou falar no nível da alma.

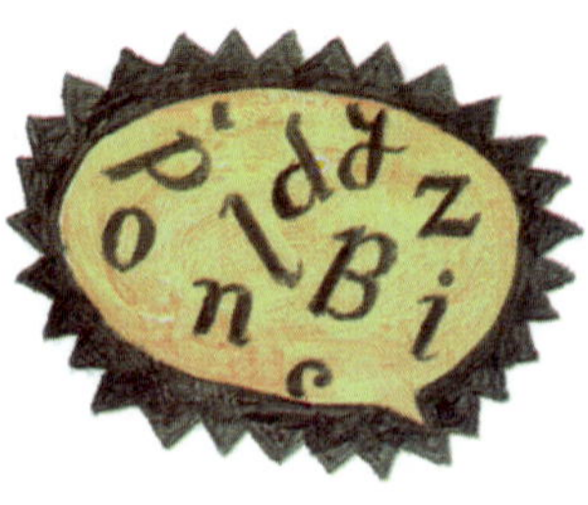

Nós nos comunicamos de muitas maneiras diferentes, em diferentes níveis de ser. Uma dessas maneiras acontece por meio da voz. Nós cantamos, entoamos, contamos histórias. Nós produzimos sons. Sons são vibrações, e vibrações curam. Diz a tradição que o primeiro som que Deus emitiu depois de criar o mundo foi: "Om". Os sons se tornam símbolos, e através do mundo dos símbolos comunicamos em níveis cada vez mais elevados. Por intermédio do chakra da garganta, e com o concurso da vontade, criamos conscientemente a nós mesmos a partir do substrato divino que nos é dado.

Quando não nos comunicamos, ficamos mudos. Não deixe que a mudez tome conta da sua alma. Use a sua voz para comunicar sua alma. E ouça com o coração.

SE TIRAR ESSA CARTA, procure sempre dizer o que você realmente quer dizer e ter de fato a intenção de dizer o que diz. Observe como você se comunica consigo mesmo, em primeiro lugar, e depois, como se comunica com os outros.

Se a carta estiver na POSIÇÃO CORRETA, você está sendo emocionalmente honesto e direto. Você é claro e franco consigo mesmo e com os outros.

Se a carta estiver INVERTIDA, talvez você não sustente o que diz. Talvez você diga coisas que não quer dizer. Ou talvez tenha a intenção de dizer o que não diz.

EXERCÍCIO: Durante a próxima semana, tenha a intenção de dizer o que diz e diga o que realmente quer dizer. Diga o que for que seja necessário dizer que você ainda não tenha dito. Use a cor azul durante essa semana e queime uma vela azul todos os dias, pedindo ajuda nessa área.

AFIRME, sentindo: "Sou claro, honesto e direto nas minhas comunicações comigo mesmo e com os que me rodeiam. Ouço a voz de Deus na voz de quem amo."

MEDITAÇÃO DO CHAKRA DA GARGANTA

- Recolha-se nas profundezas do seu recanto interior, no seu espaço pessoal, sagrado e seguro. Nesse lugar, medite sobre a presença de Deus e sinta essa presença.
- Agora, comece a entoar o som "Om". Entoe esse som, somente ele, durante quinze minutos.
- Ao terminar, agradeça os sons sagrados da sua vida.
- Agradeça ao chakra da garganta, que lhe possibilita dizer a verdade e receber a verdade. Agradeça à sua voz, que é única para você e somente para você.
- Introduza esta meditação na sua prática espiritual diária e adote este mantra: "Ao entoar 'Om', torno-me com Deus co-criador da minha vida."

27. CHAKRA DO TERCEIRO OLHO: CENTRO DA VISÃO INTERIOR

O chakra da visão ou do olho interior está localizado entre os olhos. Ele nos dá condições de ver as nossas ilusões. Examine os seus motivos e sonhos. Procure ver tudo o que você quer na vida. Não tenha dúvidas em dar tudo o que puder à vida.

O chakra da visão interior, ou chakra do terceiro olho, está localizado no meio da testa, entre os olhos físicos, e faz parte do sistema de chakras superior do Caminho da Liberação. Ele possibilita que vejamos padrões no mundo ao nosso redor e também nos dá condições de ver nossas ilusões, que dificultam nosso avanço no caminho.

O chakra da visão interior é a sede da clarividência, a capacidade de ver o invisível. Outras habilidades psíquicas também se situam aqui: clariaudiência, a capacidade de ouvir o que outros não ouvem; clarissenciência, a capacidade de conhecer por meio de um "saber interior" ou de uma "sensação" aquilo que, de imediato, não é evidente. O chakra da visão interior faz parte do nosso sistema perceptivo intuitivo. Ele nos ajuda a ver, a ouvir, a sentir e a nos tornarmos conscientes. Ele nos dá condições de agir no mundo a partir de um nível mais profundo que o cognitivo. Esse centro também tem relação com pensamentos e visões abstratos. É nele que mais sentimos a presença de nossos guias-espirituais.

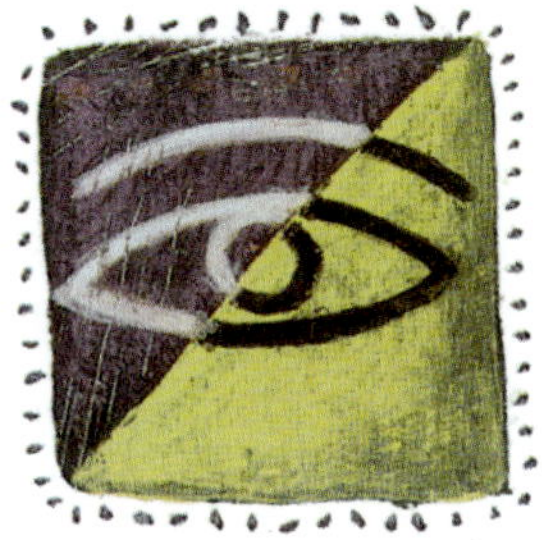

Este chakra nos dá o direito de ver a verdade que está por trás de tudo o que acontece. Sua cor é o índigo.

Neste arquétipo, estão duas forças opostas: a visão clara e a cegueira. A percepção intuitiva é uma de nossas faculdades extraordinárias. Ela nos oferece um quadro genuíno do que acontece em qualquer dado momento. Mas podemos ter uma percepção intuitiva exacerbada. Em momentos inoportunos, essa percepção, se não for sustentada pela sabedoria, pode prejudicar-nos. Às vezes podemos ver o que acontecerá ou o que está acontecendo, situações que não são visíveis aos outros. Podemos ter certa capacidade psíquica. Precisamos de toda a nossa sabedoria para decidir a quem dizer e quando dizer o que vemos.

A intuição é, também, um saber profundo, uma "sensação visceral" ou um "pressentimento". Ela abrange a sensação de coisas e todo o reino da imaginação.

Na outra extremidade do espectro está a cegueira. Existem muitos graus de cegueira. Podemos ser míopes, ter vista curta; podemos ter uma visão embaçada ou ainda distorcida. Com freqüência temos medo de ver o que está bem na nossa frente, de ver com a nossa visão interior, e com freqüência nos apavoramos quando temos de dizer o que sabemos.

Se vivemos durante muito tempo nessa extremidade do *continuum*, podemos não alcançar nossos objetivos espirituais. Vá em direção ao meio e à extremidade oposta, onde você não é cego às dádivas que lhe foram dadas, as dádivas da sua alma.

SE TIRAR ESSA CARTA, você está sendo solicitado a entrar em sintonia com os desejos mais profundos do seu coração.

Se a carta estiver na POSIÇÃO CORRETA, você tem boa intuição com relação aos outros. Dedique-se agora a perscrutar também o seu próprio coração e ver a verdade.

Se a carta estiver INVERTIDA, você pode estar se sentindo um tanto desorientado neste momento da sua vida. Faça o trabalho psicológico e espiritual necessário para compreender a situação.

EXERCÍCIO: Use a cor índigo (azul-violeta vivo) quando puder no decorrer da próxima semana e queime uma vela índigo todos os dias, durante sete dias, ao pedir ajuda para essa área.

AFIRME, sentindo: "Minhas visões interiores condizem com a minha vida exterior. Crio e manifesto o que desejo. Mereço coisas boas na minha vida."

MEDITAÇÃO DO CHAKRA DO TERCEIRO OLHO

- Assuma uma posição de meditação enquanto relaxa o corpo e a mente. Não pense. Apenas fique tranqüilo e receptivo.
- Durante a meditação, mantenha o dedo médio da mão dominante no meio da testa, sobre o chakra do terceiro olho.
- Visualize a cor púrpura.
- Sobre essa cor púrpura, imprima esta afirmação em letras garrafais douradas: "Eu, [seu nome], tenho tudo [tempo, dinheiro, saúde, abundância, amor, energia] que quero ou que poderia querer para realizar o propósito mais elevado da minha alma."
- Em seguida, forme uma imagem interior (ou sentimento ou conhecimento) do que você mais quer neste mundo. Visualize-a em todos os detalhes. Quando a imagem estiver completa, diga: "Assim seja. Graças a Deus!"

28. CHAKRA DA COROA: CONSCIÊNCIA CÓSMICA

Entre em contato com o seu Eu Superior. Peça para entrar em sintonia com esse Eu. Flua com a unicidade do Universo.

O chakra da coroa é o último dos chakras espirituais. Espiritualmente, ele é o ponto mais alto que podemos alcançar e seu símbolo é a mandala. O chakra da coroa está no topo da cabeça e gira em torno de toda essa área. Sua cor é o branco, o púrpura e o dourado, e tem a configuração de uma mandala com todas as cores do espectro do arco-íris.

Do chakra da coroa procedem a consciência cósmica e a liberdade total. Ele nos abre a possibilidade e nos dá a capacidade de conhecer e compreender tudo o que é do nosso interesse. Poucas pessoas operam nesse nível mais elevado, embora todos aspiremos a ele. Os modos como estamos abertos à ligação com o nosso Eu Superior e como usamos a nossa imaginação são funções do chakra da coroa. Quando esse nível de consciência é ativado, estamos em sintonia total com nosso o Eu Superior. Tornamo-nos mestres ascensionados nesse nível. Aprendemos perfeitamente todas as lições cármicas que precisamos aprender.

Quando trabalhamos com o chakra da coroa, precisamos também trabalhar com a fonte borbulhante, que está na planta dos pés, na palma das mãos e nos joelhos. Na aplicação de um tratamento, precisamos prestar atenção às palmas das mãos, aos joelhos, aos tornozelos e aos pés. Isso também nos mantém firmes na terra e impede que sejamos aéreos.

Neste arquétipo estão duas forças opostas: unicidade e dualidade. A unicidade é o conceito espiritual mais elevado que conhecemos, um estado a que todos os buscadores espirituais aspiram com todas as forças da alma. Quando vivemos no conhecimento de que não existe separação entre Deus e o Universo, incluindo todas as coisas vivas, percebemos que existe a mesma qualidade na nossa vida diária.

Entretanto, sendo o que são a natureza humana e a nossa vida na terra, a unicidade que tanto procuramos geralmente nos foge. Ela pode ocorrer em "momentos culminantes", quando estamos em sintonia com a Natureza ou no fluxo com nós mesmos, ou em momentos de intimidade com outras coisas vivas. Mas tudo indica que não somos capazes de manter esse estado. Nem deveríamos. Nossa alma evolui através da nossa vida terrena.

Parece que temos uma natureza básica que é dualista. Não foi apenas o filósofo Descartes que nos dividiu. Somos divididos pela nossa própria existência na terra. Somos seres humanos que tentam ser espirituais. Somos seres espirituais que tentam ser seres humanos. Sentimos como se não pertencêssemos inteiramente nem ao mundo do espírito nem ao mundo da matéria. Se queremos ser psicológica e espiritualmente saudáveis, precisamos aceitar nossa natureza humana pelo que ela é, ao mesmo tempo que continuamos a procurar a perfeição da unicidade.

SE TIRAR ESSA CARTA, você está sendo solicitado a entrar em contato com o seu Eu Superior.

Se a carta estiver na POSIÇÃO CORRETA, você está agindo em consonância com as suas intenções espirituais. Aprenda a ser mais prático.

Se a carta estiver INVERTIDA, talvez você viva no estado de dualidade, separado de suas raízes espirituais mais do que o desejado.

EXERCÍCIO: Nas suas meditações, visualize a cor púrpura em torno do topo da cabeça. Queime uma vela púrpura diariamente durante a próxima semana, pedindo para entrar em sintonia com a Vontade Única.

AFIRME, sentindo: "Estou alinhado e em sintonia com o meu Eu Superior, e expresso esse Eu em todos os meus pensamentos e ações."

MEDITAÇÃO DO CHAKRA DA COROA

- Desenhe uma mandala. Lembre-se de que a mandala é um símbolo da alma ou de Deus.
- A mandala é, também, um símbolo do chakra da coroa. Faça a mandala mais bela que puder.
- Pinte-a com todas as cores do arco-íris. Use pincéis, tintas, lápis, o que for necessário.
- Terminada a mandala, sente-se com ela à sua frente e entre nela em estado de meditação. Não pense. Não fale. Apenas se mantenha na presença de Deus. Lembre-se das palavras: "Aquieta-te e sabe que estou contigo."